Nicole Siller

Finde deine Lust!

Nicole Siller

Finde deine Lust!

Das Praxisbuch für weibliche Sexualität

KNEIPP
VERLAG WIEN

Ich wähle hier die klassische (und nicht gendergerechte) Form des Schreibens – einfach, weil es leichter zu lesen ist.

STYRIA
BUCHVERLAGE

Wien – Graz

ISBN 978-3-7088-0763-8

Bücher des Kneipp Verlages gibt es
in jeder Buchhandlung und unter
www.kneippverlag.com

www.facebook.com/KneippVerlagWien

Illustrationen:
iStock by Getty Images: Cover (lila-es), S. 53 (sudowoodo), S. 82-83 (NLshop), S. 154-155 (NLshop), S. 187 (professorphotoshop), S. 191 (NLshop)
Ilona Braune: alle anderen Illustrationen
Autorenfoto (U4): Mirjam Reither
Cover: Oskar Kubinecz, Emanuel Mauthe
Layout und Buchgestaltung: Sebastian Carl
Lektorat: Kneipp Verlag

Druck und Bindung: FINIDR, s.r.o.
Printed in the EU
7 6 5 4 3 2 1

Inhalt

Einleitung 7
Ein Streifzug durch die Vergangenheit der weiblichen Sexualität 18
Frauen und Sexualität heute 25
Den Frauenkörper verstehen: Gesundheit, Entwicklung, Anatomie 40
Fakten über die weiblichen Geschlechtsorgane 48
Wie wir ticken: Glaubenssätze, innere Regeln, Werte, Schuld, Scham 56
Sichtweise, Entscheidung, Haltung, Fokus 76
Bedürfnisse, Begehren – die Entscheidung für die Lust am Sex 94

PRAXISTEIL

Für Ihre sexuelle Persönlichkeitsentwicklung und -entfaltung 110
Bestandsaufnahme: Wie Sie in fünf Tagen erkunden, wo Sie stehen 115
Von der Lustlosigkeit zur sinnlichen Wahrnehmung: Eine Anregung und fünf Forschungsaufträge 128
Was denken Sie über Ihren Körper und über Sex? Sechs Anregungen für frische Einsichten 138
Orgasmus gestalten und genießen: Zwölf Anregungen für einen erhebenden Höhepunkt 156
Verführung, Inszenierung, Phantasie: Elf Anregungen für Singles und Paare (und eine Extra-Anregung) 171

Quellen 185
Danksagung 186

Einleitung

Wenn Sie diese Zeilen lesen, kann es gut sein, dass Sie sich gerade jetzt intensiver mit Lust, Sinnlichkeit und Ihrer Sexualität befassen wollen – und genau um diese Themen geht es hier in diesem Buch. Es streift kurz die „Entwicklungsgeschichte unserer Sexualität", beleuchtet, welche Mythen damit noch immer verbunden sind, vermittelt Wissen und bringt Anregungen für die Praxis: Ich möchte mit Ihnen eine Vision entwerfen, die Sie anregt, im Sinne Ihrer eigenen Bedürfnisse zu agieren. Lassen Sie uns gemeinsam Ihre selbstbewusste, selbstverständliche, sinnliche Lust und Ihre Sexualität neu erkunden.

Es geht um Sie

Ich lade Sie ein, einen bewussteren, liebevolleren Blick auf Ihren Körper, auf Sie selbst, zu werfen. Lernen Sie die wichtigsten Fakten rund um Ihren Körper und Ihre sexuelle Gesundheit kennen. Lassen Sie sich inspirieren und mitnehmen zu mehr Freude und vielleicht sogar Begeisterung und Leidenschaft. Erkunden Sie neugierig die eigenen Gestaltungsspielräume, um Ihr Liebesleben wacher und lebendiger genießen zu können. Wenn Sie einen spielerischen Zugang zu Ihrer Sexualität entdeckt haben, werden Sie auch mutiger.

Dies ist ein Buch der Lebenslust. Entscheiden Sie, welche Anregungen Sie aufgreifen wollen. Manchmal braucht es ein bisschen Zeit, manchmal ist es nur ein einziger Schritt, den es für das Gelingen einer Veränderung braucht. Finden Sie heraus, was Sie benötigen, um Ihr eigenes Leben in neue Bahnen zu lenken und mehr Lebendigkeit zu verspüren – nicht um sich selbst zu „optimieren", sondern um sich selbst mehr zu spüren und möglichst entspannt, sorgsam und liebevoll leben zu können. Nicht für die anderen. Für Sie. Wenn Sie für sich unterstützend und wohlwollend sorgen, geht es automatisch auch den anderen besser.

Setzen Sie sich mit Ihren – oft unbewussten – Glaubenssätzen und inneren Regeln auseinander. Wenn Sie diese erkennen, können Sie hinderliche Muster verändern oder loslassen. Finden Sie sinnliche und körperliche Anregungen, die Sie unterstützen können, Ihre wirklichen Bedürfnisse und Gefühle sowie Ihren Körper, wie er jetzt gerade ist, wieder intensiver und positiver wahrzunehmen.

Never too late

Zu Beginn einer Veränderung braucht es Erkennen und Mut. Wenn man bekannte Komfortzonen verlässt, kann es auch unbequem werden. Oft heißt es: Starten Sie jetzt, damit es am Ende gut wird. Wir wollen aber nicht auf ein Ende warten. Lebendige Sexualität verändert sich ein Leben lang, ob man will oder nicht – gestalten Sie Ihre eigene doch einfach mit. Es ist ein Weg, der niemals enden muss, auch wenn wir sicherlich mit 20, 50 oder 100 Jahren unterschiedliche Bedürfnisse haben.

Falls Sie schon ein paar Jahre Erfahrungen mit Ihrem Sexualleben sammeln durften: Können Sie sich noch erinnern, was Sie im Laufe Ihres Lebens alles erlebt haben, was Ihnen richtig gutgetan bzw. was Sie so richtig erregt hat? Haben Sie Ihre erotischen Träume schon vergessen oder haben Sie noch Kontakt zu den Bedürfnissen, die in Ihnen schlummern? Worauf warten Sie? Egal ob Sie in einer

Beziehung sind oder gerade allein, mit diesem Buch können Sie in jedem Fall sich selbst und Ihrer Sinnlichkeit näherkommen.

Ihre körperlichen, psychischen und mentalen Möglichkeiten und Bedürfnisse ändern sich im Laufe des Lebens. So ist es auch mit der Sexualität. Nur weil wir mit Anfang 20 vielleicht richtig viel Spaß am Sex haben und vielleicht auch ganz selbstverständlich tolle Orgasmen genießen, heißt das noch nicht, dass uns mit 57 dieselben Spielvarianten glücklich machen. Nur weil wir mit 35 noch keinen lustvollen Sex genossen haben, vielleicht noch nie einen Orgasmus hatten, heißt das noch lange nicht, dass wir nicht mit 36 oder 80 den besten Sex unseres Lebens genießen können.

Vor kurzem erzählte mir eine Frau, ihre Mutter hätte sich nun, mit 78 Jahren, einen Liebhaber zugelegt und erzähle ihr ständig, ob sie es hören wolle oder nicht, sie hätte den besten Sex ihres Lebens.

**So keep on dreaming and dancing,
till you meet a person you like to play with.**

Vielleicht haben Sie keine Lust auf Sex und sind frustriert, weil Sie nicht wissen, wie Sie diese wieder aktivieren können? Solche Phasen gibt es im Leben fast jeder Frau (fast jedes Menschen!) – ob nach einer Schwangerschaft oder durch eine Beziehungskrise, durch Stress, Hormonumstellungen oder aus ganz anderen bzw. keinen erkennbaren Gründen. Diese Phasen können kommen und sie dürfen wieder gehen, dafür können Sie einiges tun. Und zwar genau so intensiv und in dem Tempo, wie es für Sie persönlich passt.

Ein ganzes Leben lang

Unser Bedürfnis nach Sinnlichkeit und Sexualität ist natürlich angeboren, unsere Sexualentwicklung aber dauert ein ganzes Leben, wie auch immer unser individueller Weg verläuft. Dass wir uns sexuell stetig weiterentwickeln – bewusst oder unbewusst –, ist vielen Menschen jedoch ein fremder Gedanke. Sie haben zum Teil kaum vermittelt bekommen oder gelernt, dass Sexualität etwas Wunderschönes sein kann, viel mehr als ein mechanischer Akt der körperlichen Annäherung. In unserer Gesellschaft – und ihren Medien – wird schließlich hauptsächlich suggeriert, nur junge und schöne Menschen seien attraktiv, begehrenswert und damit sexuelle Wesen.

Fakt ist jedoch, dass wir von der Entstehung bis zum Ende unseres Lebens sexuelle Wesen sind – selbstverständlich mit unterschiedlichen Bedürfnissen, die mit Porno-Sex wenig bis nichts zu tun haben. Genuss und Sexualität sind nicht nur ein Grundbedürfnis wie Essen, Trinken, soziale Nähe und ein warmes Zuhause, sondern auch ein gar nicht so unwichtiger Faktor für Gesundheit.

Bereits 1975 hat die Weltgesundheitsorganisation WHO per Definition festgehalten, dass sexuelle Gesundheit untrennbar mit Gesundheit, Wohlbefinden und Lebensqualität verbunden ist: Sexuelle Gesundheit ist ein Zustand des körperlichen, emotionalen, mentalen und sozialen Wohlbefindens in Bezug auf die Sexualität und nicht nur das Fehlen von Krankheit, Funktionsstörungen oder Gebrechen. Sie setzt eine positive und respektvolle Haltung zu Sexualität und sexuellen Beziehungen voraus sowie die Möglichkeit, angenehme und sichere sexuelle Erfahrungen zu machen, und zwar frei von Zwang, Diskriminierung und Gewalt. Sexuelle Gesundheit lässt sich nur erlangen und erhalten, wenn die sexuellen Rechte aller Menschen geachtet, geschützt und erfüllt werden. Selbstverständlich gilt diese Definition für alle Menschen dieser Erde, egal, welcher Kultur und Religion, welchen Geschlechts oder welcher Herkunft sie sind.

Sexualität „weiterdenken"

Oft ist die eigene Sexualität tabu, während uns das Thema Sex gleichzeitig an jeder Ecke anspringt. Viele von uns durften im Heranwachsen einfach wenig sexuell wert- und lustvolle Bildung oder den entsprechenden Raum dafür genießen. Zu viele Menschen geben sich mit eingelernten Gewohnheiten, Mustern und ihren Trieben zufrieden, zu viele verheddern sich in ihrer Angst oder Scham und bleiben darin verwickelt. Wenn auch Sie dort verharren möchten, dann legen Sie dieses Buch einfach weg, verschenken Sie es oder werfen Sie es in den Müll.

Sie lesen weiter? Schön, dann können Sie sich in diesem Buch einiges bieten lassen: Ich möchte Sie hier – als Frau oder als Mann, der Frauen liebt – inspirieren, sich mit Ihrer Lust und Ihrer Sexualität auf verschiedenen Ebenen zu befassen, egal ob Sie in einer Beziehung oder „single" sind, ob Ihr Begehr Männer, Frauen oder beide Geschlechter sind. Lassen Sie sich anregen, Ihre persönlichen Gewohnheiten und Normen zu erkennen und falls es für Sie passt, „weiterzudenken".

Für die meisten Menschen ist es schwer möglich, in ihrem gestressten oder recht gleichförmigen Dasein auch Ekstase, Hingabe, Sexualität zu leben. Diese melden sich ja nicht immer so dringlich wie Hunger, Durst oder das Bedürfnis, zu schlafen. Sexualität ist nicht lebensnotwendig, die Lust darauf kann einfach einschlafen. Da heißt es also loszugehen – weg vom alltäglichen Funktionieren, von den Mythen und Ängsten, vom Pseudowissen und von der Unsicherheit, hin zu mehr Selbstbewusstsein, zu Spielräumen, Lust, Sinnlichkeit, Genuss und der Liebe zum Leben. Es gibt hier kein Richtig oder

Falsch, solange Sie sich nicht auf Kosten oder zum Schaden anderer Befriedigung verschaffen. Es gibt hier keine Bewertung dessen, was Sie persönlich mögen oder was Sie erregt. Wann fühlen Sie sich so richtig lebendig? Wonach sehnen Sie sich? Was fehlt? Was brauchen Sie eigentlich nicht mehr? Was möchten Sie gerne beim Sex (er-)leben und wie können Sie dem näherkommen?

Wenn ich von Sexualität schreibe, meine ich damit nicht nur den Geschlechtsverkehr, auch kein „rein zielorientiertes Vorspiel mit darauffolgendem Geschlechtsverkehr", ich betrachte Sexualität vielmehr ganzheitlich: Es geht dabei um Ihre Sinne, Ihr Wohlfühlen, Ihre Erregung, Ihre Genussfähigkeit und Freude, um Ihre Lust, Ihre Möglichkeiten, Ihre Phantasien und Ihre Körperlichkeit, Ihre Bedürfnisse.

Was die Wirtschaft mit unserem Sex zu tun hat

Was Sie hier nicht finden werden, ist ein Programm, um sich selbst zu optimieren, um „beim Sex besser zu funktionieren", es geht nicht um Techniken und Stellungen, um Kalorienverbrauch oder Performance.

Medien und Wirtschaft präsentieren ein Zerrbild, zeigen uns, wo wir angeblich unzulänglich sind, damit wir manipulierbare Käuferherden werden bzw. bleiben. Je unzufriedener und unsicherer wir Menschen uns fühlen, umso eher kaufen wir „rasche Befriedigung" bzw. „Belohnung". Je öfter man uns sagt, dass wir mit Produkt X wieder sexy sind oder mit Produkt Y voll im Trend, umso kaufwilliger werden wir. Das einzige Ziel, das von der Wirtschaft und oft auch von den Medien verfolgt wird, heißt: in die eigene Börse arbeiten. Man suggeriert uns laufend, Glück sei nur etwas für die Jungen, Gesunden, Makellosen. Gehören wir nicht in diese Gruppe (und wer tut das schon?), könne man dem aber beikommen: Wir müssten uns nur jetzt dieses Produkt kaufen.

Wenn wir zu viel auf die Bewertungen anderer geben, entfernt uns das immer weiter von unserer eigenen Selbstwertschätzung und Zufriedenheit und damit auch von jener Basis, auf der entspannte, genussvolle Lust gerne wächst.

Generation Porno

In meiner Praxis habe ich immer öfter mit Menschen aus der „Generation Porno" zu tun. Sie sind der festen Überzeugung, dass die verzerrten Spielfilmwelten einer realen Sexualität entsprechen. So erzählte mir ein Klient, Mitte 30, nennen wir ihn Max, er habe seine Freundin vor etwa zwei Jahren kennen gelernt und sei zu Beginn völlig irritiert gewesen, weil sie beim Sex „den perfekten Pornostar" abgegeben habe. Viele junge Menschen möchten von anderen als „gut im Bett" beurteilt werden und lassen sich nicht darauf ein, die eigene Sexualität zu entwickeln. Freilich, auch früher hat es das schon gegeben, nur verdichten sich heute durch den Pornografie-Overflow die Ansprüche. Bereits Kinder werden damit konfrontiert. Was macht es mit ihnen, wenn sie so aufwachsen und schon vor der Pubertät den Kopf voll einseitiger, oft sehr roher und verzerrter Bilder haben? Wie sollen sich da die eigene Sexualität und die eigenen Erregungsmöglichkeiten natürlich entfalten?

Zurück zu Max: Seine Freundin lernte mit der Zeit und durch seine ehrlich geäußerten Anregungen ihre eigenen authentischen Bedürfnisse in der Sexualität kennen. Das ging nicht von heute auf morgen, es brauchte offene Worte, Sicherheit und Vertrauen. Nun hat die junge Frau einen völlig anderen, lustvolleren Zugang gewonnen, sie gibt nicht mehr vor, sondern genießt und gestaltet ihre Sexualität mit einem Mann erstmals so, wie es ihr guttut – und auch Max. Wir brauchen mehr Menschen, die keine Show machen, sondern ein neugieriges und entspanntes Spiel gestalten, bei dem es vor allem um sinnliche Genüsse und echte Nähe geht.

Sie bekommen hier wohltuende Anregungen, wenn Sie …

- keine Lust auf Sex haben und nicht wissen, wie Sie die Lust wieder aktivieren können
- nicht abschalten können, weil der Kopf ständig an tausend Dinge denken muss
- schon lange keinen Sex mehr mit jemandem hatten und denken, das wird auch nichts mehr
- beim Sex einfach mitmachen, alles über sich ergehen lassen, vielleicht aus Angst, dass er oder sie sonst geht
- sich beide auf den kleinsten gemeinsamen Nenner geeinigt haben und diesen laufend wiederholen
- sich in Ihrem Körper nicht wohlfühlen, wenig Zugang zu Ihrer Sinnlichkeit haben
- sich beim Sex kaum noch spüren
- Angst haben, sich nackt zu zeigen mit ihren lustvollen Bedürfnissen
- sich nicht hingeben können, aus Angst, verletzt zu werden
- Sex einfach auf Ihrer To-Do-Liste stehen haben, er erledigt wird, ohne Sie zu berühren
- in Ihrem Kopf Dinge hören wie „Das gehört sich nicht" oder „Das tut man nicht"
- Sex nicht als sehr befriedigend empfinden, sondern nur als okay
- nicht wissen, wie Sie Ihrem Partner zeigen oder sagen können, was Sie wollen
- (und Ihr Partner?) darauf warten, dass von selbst etwas Lustvolles passiert

Ich schreibe für Sie, für die Frauen, die mehr wollen und auch bereit sind, etwas dafür zu tun. Wenn wir etwas ändern wollen, dann hilft es, einen Entschluss zu fassen, einen Sinn zu erkennen oder eine spürbare Verbesserung anzustreben. Der bestimmt aufwendigere

Teil ist dann jener des Übens und Dranbleibens, bis das, was Sie sich wünschen, zur neuen, prickelnden Gewohnheit geworden ist. Hirnforscher sagen, es dauert zumindest 21 Tage, bis Sie Ihren Kopf überzeugt und eine neue Spur gelegt haben.

Das faule Gehirn braucht einen Anreiz und ein bisschen Ausdauer

Sie gehen gerne spazieren, haben Ihre bekannten Wege. Meist gehen Sie früher oder später über eine große Wiese, vielleicht auch eine größere Lichtung. Sie gehen den Ihnen bekannten und ausgetretenen Pfad – Sie sehen ihn genau, er führt quer und direkt über die Wiese, es ist ein feiner, kleiner Weg, deutlich sichtbar. Rundherum darf sich die Wiese entfalten, die Gräser und Blumen stehen manchmal kniehoch.

Nun hat Ihnen jemand verraten, dass es an einer bestimmten Stelle am Rand, ganz weit hinten und ganz versteckt, wunderbare Himbeer- und Brombeersträucher gibt. Sie sind neugierig geworden und haben Lust bekommen, die Sträucher zu suchen, verlassen also den Pfad und wandern suchend über die Wiese. Und Sie finden die Stelle! Wunderbar! Hmmm, das wird ein Fest! Die Beeren sind noch längst nicht reif, aber Sie wissen jetzt immerhin, wo sie auf Sie warten werden. Sie gehen also zurück auf den bekannten Pfad und den bekannten Weg weiter. Und Sie nehmen sich vor, nun jeden Tag zu den Beeren zu gehen, um nachzuschauen, ob Sie schon reife Früchte ernten können. Vielleicht sind die Himbeeren ja etwas früher genießbar als die Brombeeren – oder umgekehrt?

Am nächsten Tag finden Sie schon etwas rascher und direkter zu den Sträuchern. Einige Umwege, die Sie tags zuvor zurückgelegt haben, machen Sie nicht mehr. Sie entdecken, wie viele Sträucher da sind. Haben die Beeren nicht bereits einen Hauch mehr Farbe? Tag für Tag machen Sie sich nun auf zu den Sträuchern. Zu Beginn ist es noch etwas mühsam, aber nach einigen Tagen wissen Sie genau, wo Sie abbiegen müssen – Sie haben das Gefühl, dass es schon einen kleinen Trampelpfad gibt, finden sich von Tag zu Tag ein wenig besser zurecht und meinen, den Weg zu kennen.

Dann fahren Sie ein paar Tage weg, nur ein verlängertes Wochenende. Bereits auf dem Heimweg freuen Sie sich auf Ihren gewohnten Spaziergang und natürlich auf „Ihre" Beerensträucher. Neugierig gehen Sie gleich los – und stellen fest: Da gibt es nichts mehr zu sehen. Sie haben keine Ahnung, wo der Weg gewesen sein könnte, die Wiese hat sich sofort wieder ausgebreitet, das Gras ist höher als zuvor. Aber Sie lassen sich nicht entmutigen, wissen ja bereits, was Sie erwartet, und beginnen von vorne, Ihren Weg zu suchen und zu finden.

Diesmal bleiben Sie dran: Bei Ihrem täglichen Spaziergang, manchmal in Begleitung eines netten Menschen, manchmal mit Ihrem Hund, bauen Sie den kleinen Schlenker fix ein. Sie freuen sich: Die Beeren reifen merklich. Nach einiger Zeit werden Sie endlich mit den ersten Früchten belohnt. Wie gut und süß die schmecken! Ihren Weg finden Sie inzwischen ganz selbstverständlich, Sie haben sich wieder einen zarten Pfad über die hohe Blumenwiese „ergangen". Nach ein paar weiteren Tagen beginnt die „große Erntezeit", Sie nehmen sogar einen Becher von zu Hause mit, den Sie mit den frischen Früchten füllen (dann haben Sie auch später noch etwas davon).

Ihr täglicher (Um-)Weg ist zu einer wohltuenden Gewohnheit geworden. Auch als längst schon alle Früchte abgeerntet sind, schlagen Sie den Haken über die Wiese, um nachzusehen, wie es Ihren Beerensträuchern geht.

Genau so funktioniert unser Gehirn: Wenn Sie etwas verändern möchten, ist es zu Beginn oft mühsam. Das Gehirn ist nämlich faul und benötigt deutlich mehr Energie, wenn es Neues verarbeiten soll. Anfangs müssen Sie vielleicht täglich aufs Neue die Entscheidung treffen, dass Sie sich auf den Weg machen wollen. Es ist noch nicht zur Gewohnheit geworden, Sie probieren erst aus und üben. Nach einigen Tagen bekommen Sie langsam eine Ahnung, ob Sie sich für den passenden Weg entschieden haben, ob es überhaupt sinnvoll ist, ihn auf diese Art und Weise zu gehen, oder ob Sie doch noch etwas verändern möchten. Auch das „innere Belohnungssystem" will überlistet werden – sind wir es doch gewohnt und geradezu aufgefordert, rasch, sofort, gleich Erfolg zu haben: Wir wollen den schnellen Kick. Bleiben Sie dran – nach ungefähr drei Wochen läuft es schon viel besser oder sogar ganz wie von selbst.

Warum ich Ihnen das so ausführlich erzähle? Weil ich Ihnen vermitteln will, dass es auch Ihre bewusste Entscheidung ist, wie Sie „Ihr Leben leben". Darf es lustvoll sein und Freude machen? Dürfen Sie glücklich sein? Leider sieht kein Bildungssystem der Welt derzeit vor, Menschen darin zu schulen, ihr Leben freudvoll zu gestalten (mit Ausnahme von Bhutan mit seinem „Bruttonationalglück"). Statt den Fokus in der Bildung auf die Talente, Stärken und Bedürfnisse der Schüler zu legen, lernen wir, unsere Schwächen zu bekämpfen.

Wir sind oft nicht darin geübt, Entscheidungen für etwas zu treffen, und schon gar nicht darin, wirklich lustvoll und freudig im Einklang mit unseren Bedürfnissen zu leben. Dabei ist jeder einzelne Mensch viel produktiver, motivierter und gesünder, wenn er Dinge tun kann, die er für sinnvoll erachtet, die ihm Freude bereiten, leicht fallen und gelingen. Ein lustvolles Leben ist die beste Voraussetzung, um lustvollen Sex zu haben – auch wenn da vielleicht noch ganz andere Komponenten mitspielen.

„Es gibt natürlich auch zufällig guten Sex, aber ich warte nicht darauf, dass er manchmal einfach passiert, ich möchte etwas für mein sexuelles Wohlgefühl tun!"

Eine Klientin, 39

Ein Streifzug durch die Vergangenheit der weiblichen Sexualität

Warum wir Frauen heute da stehen, wo wir stehen

Wie unsere (Ururur...-)Ahnen tatsächlich gelebt haben, lässt sich in den meisten Fällen nicht wirklich detailliert belegen. Immer noch wirft jedes „Fundstück“ neue Fragen für Archäologen und andere forschende Experten auf. Trotzdem wage ich hier eine kurze Rückschau – und ein paar Gedanken.

In jedem Fall gab es über die Jahrtausende hinweg völlig unterschiedliche Formen des menschlichen Zusammenlebens. Ob patriarchal oder durch ein Matriarchat geprägt, ob in Sippen oder familienähnlichen Strukturen organisiert – die Kulturen waren bis vor relativ kurzer Zeit ziemlich unterschiedlich, manchmal sogar von Landstrich zu Landstrich oder gar von Tal zu Tal. Wie genau sie organisiert waren, kann nur vermutet werden. Hier gibt es völlig unterschiedliche Zugänge, was wohl auch daran liegt, dass die „Beweislage“ nur sehr lückenhaft ist bzw. immer nur aus heutiger Sicht interpretiert werden kann.

Auf der Suche nach Nahrung waren die Menschen in Horden bzw. später in Sippen unterwegs. Während dieser Zeit, so vermutet man, wurden die Kinder eher den Frauen „zugeordnet“. Man nimmt auch an, dass die Frauen einer Sippe ihre Kinder gemeinsam aufzogen und sich gegenseitig unterstützten. Die Zeugung eines Kindes fand – vielleicht auch nur in manchen Kulturen? – ohne familiäre Verpflichtung für den Mann statt. Ein Liebesspiel war Wunsch der Frau. Man nimmt auch an, dass die Frau wählen konnte, mit wem sie geschlechtliche Liebe, Sexualität, genießen wollte. Rein körperliche Vereinigungen, also ohne Liebe, waren vermutlich normal, eine entsprechende Beziehung gab es angeblich nur, solange es „passte“ (Freude gemacht hat?). Man vermutet zudem, dass es möglich war, mehrere Lieben parallel zu genießen.

Moral und Macht

Vor rund 400.000 Jahren wurden die Vorfahren des heutigen Menschen durch den Klimawandel gezwungen, von Sammlern zu Jägern zu werden. Durch Zusammenarbeit und gegenseitige Hilfe wurde die Nahrungssuche einfacher und so konnte sich eine „kooperative Moral“ entwickeln. Vor rund 150.000 Jahren soll sich daraus dann ein gemeinsames Verständnis von Mitgefühl und Loyalität, ein Gespür für Richtig und Falsch entwickelt haben – also eine Art Gruppenmoral. Dies war die Basis für die Ausprägung eines gemeinschaftlichen kulturellen Weges und die Grundlage für eine kommunikative Kooperation, aber auch für die Entwicklung von Individualität.

Das menschliche Rollenverhalten änderte sich über die Jahrtausende durch sich ebenfalls verändernde moralische Rahmen. Ein besonders markanter Einschnitt war die Entwicklung der Landwirtschaft und der Sesshaftigkeit. Nahe dem heutigen Jericho wurde die bisher älteste Siedlung entdeckt, sie soll rund 10.500 Jahre alt sein. Mit der Sesshaftigkeit begann die Zeit der „mächtigen, starken Männer“, da eher Männer Besitz aus Beutezügen brachten. Wer Land und Besitz hatte, war mächtig (Vermögen zu sammeln und zu halten, hieß mächtiger werden) – und diese Tatsache war der Nährboden für die Entstehung des Konkurrenzverhaltens. Es kam zu Kriegen, man kämpfte, raubte und verteidigte sich. Und „man" ist hier tatsächlich mit „Mann" gleichzusetzen: Es waren Männer, die Kriege führten, und Männer, die Frieden schlossen.

Warum Frauen treu sein sollten

Mit der Sesshaftigkeit wurden die Kinder vermutlich den Männern „zugeordnet". Die schlichte Formel lautete: überleben, fortpflanzen, vererben. Die Treue der Frau wurde immens wichtig, vor allem, damit der Mann auch sicher(er) sein konnte, dass er tatsächlich die von ihm gezeugten Kinder versorgte. So entwickelten sich auch bei Paaren Machtstrukturen bzw. Einschränkungen. Spätestens zu diesem Zeitpunkt begann die Unterdrückung der natürlichen sexuellen Bedürfnisse der Frau.

Frauen wurden am eigenen und freien Lustempfinden gehindert – zum Beispiel durch äußerst harte Maßnahmen wie das Einschnüren der Füße und das Beschneiden der Klitoris, durch Keuschheitsgürtel, aber auch durch Beschimpfungen oder Beurteilungen wie Hure, Schlampe, Nymphomanin usw. Unsere Ahninnen mussten zu oft lernen, frau ist besser nicht lustvoll, denn das tut weh. Wenn frau sich auf diese Art zeigte, so war das tendenziell nicht gesellschaftskonform, es gehörte sich nicht. (Woll-)Lust wurde mit der käuflichen Liebe, also der Prostitution, verbunden. Wertvolle und ehrwürdige Frauen hingegen wurden vom Mann (Vater) an den Mann (Ehemann) übergeben und keinesfalls als selbstverantwortlicher, gleichwertiger Mensch behandelt. Eine zur (Ehe-)Partnerin gewählte Frau sollte ehr- und berechenbar, verlässlich, sanftmütig und gehorsam sein und Mann und Kinder umsorgen.

Weibliche Lust habe weibliche Autonomie und somit auch Macht bedeutet – und bedeute es auch jetzt noch, sagt Sandra Konrad in ihrem Buch „Das beherrschte Geschlecht". Aus heutiger Sicht wisse man, dass diese Kombination Männern durchaus auch Angst mache – was vor allem dann der Fall sei, wenn die Gesellschaft sexuellen Bedürfnissen und Frauen kritisch gegenüberstehe. Unterdrückte Begierde könne zu einer explosiven Mischung aus Scham, Schuld und Hass werden – ob im Mittelalter oder in unseren Tagen, in den USA oder im Iran, im Islam oder im Katholizismus. Und gerade diese Mischung richte sich oft gegen Frauen und/oder Minderheiten.

Der Mann wollte als Ehefrau also kein lustvolles, selbstsicheres und starkes Weib, das seine sexuelle Energie lebt und in ekstatischen Momenten außer sich geraten kann – aber natürlich wissen wir nicht, was hinter verschlossenen Türen abgelaufen ist. Akzeptiert oder gesellschaftlich anerkannt war die lustvolle Frau jedoch nicht (und das ist oft heute noch so).

Die Ehe im Wandel der Zeit

Die generellen Möglichkeiten und Rechte der Frau änderten sich auch mit der Entwicklung der „fixen Ehe". Der Mann war in erster Linie für die materielle Basis, für Besitz und Außenleben (später das gesellschaftliche Leben) zuständig, die Frau für das innerfamiliäre Leben, also Haushalt, Kindererziehung etc.

Bildung für Frauen, das war nicht erwünscht und wurde dementsprechend nicht gefördert – es hätte zu unabhängig gemacht. Erst zu Beginn des 20. Jahrhunderts konnten Frauen in Deutschland ein Studium aufnehmen – was noch lange nicht hieß, dass sie Bildung tatsächlich „genießen" durften. Auch und gerade während der Zeit des Nationalsozialismus war Bildung für Frauen kein Thema.

Zu einer weitgehenden Gleichstellung von Mann und Frau kam es zum Beispiel in Österreich erst durch die Familienrechtsreform 1975! Bis dahin konnte ein Mann den Job seiner Frau kündigen und ihr Einkommen verwalten – und somit über den Kopf der Frau hinweg entscheiden! Dieser Zeitpunkt ist mit Blick auf unsere Evolution nur einen Wimpernschlag her, also ganz und gar nicht lange.

Da die Ehe bis vor etwa zweihundert Jahren vor allem eine Versorgungseinrichtung war und Romantik und Liebe erst später entscheidend wurden, lag lange Zeit der Schluss nahe: Ehe und lustvolle Sexualität gehören nicht „logischerweise" zusammen. Vor diesem Hintergrund sprach man über Sexualität in einer festen Beziehung wie der Ehe von ehelichen Pflichten – ein Lustkiller schlechthin (der sich sehr lange recht gut behauptete). Frau sollte sich mit ihren wahren Bedürfnissen nicht zeigen, man(n) musste sich nicht anstrengen – es ist noch nicht so lange her, da war Sexualität für viele die rasche, zielgerichtete Entladung des Mannes in der Frau. Punkt. Das reichte als schlichte Triebbefriedigung des Mannes, reichte, um Kinder zu zeugen. Man hatte ja als Mann immer noch die „weitgehend geduldete" Möglichkeit, seine Lust an Geilheit, erotischem Spiel oder Ekstase mit Mätressen oder in Bordellen auszuleben.

Hysterische und frigide Frauen

Frauen, die ihre Lustbedürfnisse und ihre Sexualität nicht ganz unterdrücken wollten oder konnten, nannte man hysterische Frauen – und ihrer gab es nicht wenige. Manche der wohlhabenderen wurden zum Arzt geschickt, der sie gar nicht so selten manuell zum Orgasmus massierte. Was für ein Job – man stelle sich das heute vor! In der zweiten Hälfte des 19. Jahrhunderts erfand der britische Mediziner

Joseph Mortimer Granville schließlich den Vibrator, die Handarbeit war vielen Ärzten zu mühsam geworden (danke, Joseph Mortimer Granville!).

Auf der anderen Seite wurden (und werden bis heute) Frauen als frigide bezeichnet – nämlich dann, wenn sie sich dem Sex, aus welchen Gründen auch immer (Angst, Traumata, Unwissenheit, körperliche Einschränkungen, Schmerzen, hinderliche Glaubenssätze etc.), nicht hingeben konnten, bzw. wenn es nicht möglich war, ihrem Mann durch reinen Geschlechtsverkehr seinen Orgasmus zu schenken.

Sandra Konrad weist in „Das beherrschte Geschlecht" darauf hin, das weibliche Lust ein Mysterium war und es teilweise noch immer ist. Je nach Epoche und Zeitgeist habe eine andere Haltung vorgeherrscht: Entweder hätte sie gebändigt oder geweckt werden müssen, wäre sie gefürchtet oder herbeigesehnt, überhöht oder übersehen worden. Einst sei sie unterdrückt worden, heute werde sie per Pille verschrieben.

Ein wechselhaftes 20. Jahrhundert

Im vergangenen Jahrhundert gab es dann wohl die komprimierteste Entwicklung „rund um die weibliche Sexualität" und starke Pendelausschläge in unterschiedliche Richtungen. Den schweren Jahren während des Ersten Weltkrieges folgten die wilden 20er und die schlimme Zeit des Zweiten Weltkrieges. Das Wirtschaftswunder der Nachkriegszeit, der Beginn der Emanzipationsbewegung und des Feminismus, das 68er-Jahr mit den Versuchen der freien Liebe – die Herausforderungen, aber auch die neuen Möglichkeiten waren da für manche groß.

Mit Willen und Mut auf neuen Wegen

Zusammenfassend kann man sagen: Trotz all der widrigen Umstände haben Frauen aber immer wieder auch Wege gefunden, ihre Sexualität lustvoll zu leben, vorausgesetzt, sie wollten es und waren mutig genug – wenn schon nicht wirklich frei, selbstbestimmt und gleichwertig.

Frauen und Sexualität heute

Männliche Sichtweisen – noch zeitgemäß?

Wir waren und sind in unserer Lust immer noch von männlich dominierten Maßstäben und Bewertungen abhängig. Gerade auf „moderneren Kanälen" wie Instagram, Facebook, Snapchat & Co scheint sich nicht viel geändert zu haben – zu oft fragen sich Frauen dort (wenn auch nicht direkt): Gefalle ich?

Der Beginn und das wahre Leben

Heute wissen wir definitiv sehr viel darüber, wie eine sinnliche, erotische Liebe beginnt, besser gesagt, wie sie beginnen sollte. Man denke an Tinder und all die anderen Plattformen: Hier erwarten wir uns schon vor dem ersten Treffen ausreichend Wissenswertes – ein entspanntes Sich-Annähern, ein wirkliches Kennenlernen durch Begegnung braucht dann etwas Zeit. Auch die Filmindustrie zeigt uns allerorten, wie Liebe starten und sein soll: romantisch, leidenschaftlich, für immer. Allerdings endet beinahe jeder Film dort, wo das wahre Leben beginnt.

Anziehung und dann?

Wie auch immer wir „gestartet" sind, Sexualität beginnt meist mit einer starken Anziehung – das ist heute oft DER Grund, warum wir uns für jemanden entscheiden. Falls eine Beziehung daraus wird, also mehr als nur das Begehren verbindet, eröffnen sich – theoretisch – durch gemeinsames Gestalten, Probieren, Annehmen und Verführen bzw. Sich-verführen-Lassen unendliche Spielfelder. Viele erwarten jedoch, dass es von selbst so bleibt, wie es zu Beginn war. Das passiert in den allerwenigsten Fällen.

Wie Liebe bzw. Beziehung so gelebt wird, dass sie zumindest über einen gewissen Zeitraum für beide Teile als anregend, nährend, freudig und lustvoll erlebt werden kann – das zeigen uns die Filme nicht. Aber auch im echten Leben gibt es hier oft wenig Kompetenz. Natürlich haben sich neue Formen der Partnerschaft entwickelt und sind inzwischen salonfähig geworden: Gar manche Ehe (bisweilen sogar jede zweite!) hält nicht mehr bis in alle Ewigkeit, im Laufe des Lebens gibt es für viele Menschen mittlerweile mehrere Lieben und Beziehungen (schön, dass wir heute entscheiden können). Ob die dadurch gewonnenen Erfahrungen aber immer „lehrreich" waren oder ob die „alten" Muster weitergelebt werden, sei dahingestellt.

Über viele Generationen vererbte und oftmals auch unbewusst weitergegebene Verhaltensmuster und Sichtweisen wirken natürlich immer noch nach. Auch wenn wir dies partout nicht mehr wollen und uns selbst ganz bewusst und achtsam verhalten, es ist unsere Entwicklungsgeschichte: So manche Denkweise, so mancher moralische Anspruch sind auch heute noch dermaßen in uns Frauen verankert, dass wir nicht erkennen, wie sehr wir uns selbst und einander einschränken. Glaubenssätze und Mythen hemmen uns heute wie damals.

Mythen, Mythen, Mythen

Es gibt reihenweise Literatur über Mythen, die uns nach wie vor prägen – hier seien nur einige erwähnt: Das erste Mal tut weh, ein Orgasmus gehört immer dazu, Männer wollen immer, Männer können immer, der Orgasmus des Mannes ist wichtiger, nur spontaner Sex ist gut, Pornos stimulieren, je größer der Penis, umso mehr Spaß für sie, nur Frauen können einen Orgasmus vorspielen, bei richtig gutem Sex kommen immer beide gleichzeitig, frau muss nicht erregt sein, einen Penis aufnehmen kann sie immer usw. usf.

Das Glück des Mannes heißt: ich will! –
Das Glück des Weibes heißt: er will!

Friedrich Nietzsche, „Also sprach Zarathustra"

Mythos gute Mutter

Auch heute noch haben viele das Bild der „guten Frau" im Kopf. Die Hure oder Schlampe, also der sexuell aktive, lustvolle und freie Teil der Frau, hat spätestens mit dem ersten Kind und den Herausforderungen des Alltags das Ehebett zu verlassen. Die Frauen, mit denen Männer eine alltagstaugliche Partnerschaft leben und Kinder großziehen möchten, soll doch bitte seriös, mütterlich, verständnisvoll, schon auch selbstständig, in jedem Fall aber alltagstauglich und geduldig sein.

Die Guten ins Töpfchen

Wir müssen nicht weit schauen: Einige der alten Geschichten und Verhaltensweisen sind wir vielleicht zum Teil losgeworden, dafür haben wir uns neue geschaffen: Die allgegenwärtigen Medien halten uns ständig vor Augen, wonach wir uns richten sollen, wenn wir – bis zu einem gewissen Grad – dazugehören wollen.

Wir alle sind nicht frei davon, uns manchmal zu denken: So wie die würde ich nie außer Haus gehen, die bleibt auch nur des Geldes wegen etc. Unsere Gesellschaft kennt viele destruktive Regeln, die beide Geschlechter in enge Rollen zwängen wollen, denn so ist die Masse auch leichter zu formen. Viele neue Regeln sind zu oft auch stark männlich dominiert und werden von Frauen bewusst oder unbewusst mitgetragen.

Ein wichtiger Schritt in die richtige Richtung gelingt immer öfter, wenn wir Frauen aufhören, einander eifersüchtig zu bewerten bzw. zu bekämpfen. Es ist wunderbar, zu sehen, wie Frauen einander stärken, wohltun und Kraft schenken können. Persönlich, privat und beruflich, also in jeder Hinsicht, wenn sie wollen.

Die Generation Porno und ihre Mythen

Heute ist es in erster Linie auch die Pornoindustrie, die ständig neue Mythen schafft: Frauen kommen alleine durch wilden Geschlechtsverkehr, Analverkehr ist ganz normal, wer nicht mitmacht, ist verklemmt, Männer spritzen immer weit, alle Frauen lieben Oralsex und schlucken, Gefühle und Sex müssen nichts miteinander zu tun haben, Blasen ist ein Freundschaftsdienst, das kann frau immer, das ist kein Sex, Gruppensex ist normal, Männer können mindestens dreimal hintereinander entladen, die moderne, aufgeschlossene Frau macht alles mit. Sie und ich wissen: Diese Liste könnte noch sehr viel länger werden.

Pornos können anregen und inspirieren. Die Dosis macht das Gift – Pornos stumpfen bei häufigem oder ständigem Konsum auch ab. Wie viel Neues braucht es, was sorgt für den zusätzlichen Kick? Kann eine reale Frau, ein realer Mann noch genügen? Die eigene Phantasie wird faul – lieber konsumieren wir, als selbst auf Phantasiereise zu gehen. So bekommt uns dieser Industriezweig immer mehr in den Griff, wir wollen mehr, wir wollen es härter, brutaler ... Von einer lustvollen, sinnlichen Hingabe, vom leidenschaftlichen oder liebevollen Erkunden der eigenen Bedürfnisse im erotischen Spiel, dem mutigen Sich-Zeigen und Ausprobieren sind wir hier meilenweit entfernt.

Immer öfter kommen – auch sehr junge – Menschen zur Sexualberatung. Sie sind verunsichert, weil sie ihre Sexualität real ganz anders leben möchten, aber oft nicht wissen wie. Viele bemerken, dass Sex sehr hohl sein kann, wenn es nur um raschen Konsum geht, wollen aber dennoch gefallen, „gut im Bett" sein und mitspielen.

Eine zwanzigjährige Klientin durfte ich bei der Erforschung ihrer Bedürfnisse unterstützen – und auch dabei, „mutig" zu werden, um ihrem Freund zeigen und sagen zu können, was sie wirklich wolle. Die beiden waren schon seit zwei Jahren zusammen und Sexualität hatte stets geheißen: Küssen mit folgendem Geschlechtsverkehr. Er wünschte sich auch für seine Freundin Orgasmen, hatte aber keine anderen Bilder im Kopf. Letztendlich brauchte es nicht viel, um die beiden zu ermutigen, sich gegenseitig neugierig und zärtlich zu „erforschen". Die junge Frau erblühte und ihr Freund war unendlich dankbar dafür, lernen zu können. Wären doch mehr junge Menschen so mutig!

Gleichwertige Beziehung – guter Sex

Es ist nicht sexy, wenn Männer sich aus dem Haushaltsmanagement oder dem familiären Alltagsleben ausklinken. So manche Statistik belegt: Je gleichberechtigter und selbstverständlicher ein Mann zu Hause Aufgaben übernimmt, umso freudiger ist die Beziehung und umso besser ist der Sex. Das gilt übrigens auch für den Single, der seinen Haushalt selbst gut organisiert und das mit einer neuen Beziehung nicht automatisch bleiben lässt. Warum das so ist? Vielleicht deshalb: Wenn beide berufstätig sind und die Frau immer noch Regeln aufstellen, bitten oder kommandieren muss, bzw. wenn sie die Verantwortung für das Haushaltsmanagement ganz allein tragen soll, ist die Beziehung nicht gleichwertig. Punkt. Und das wirkt sich auch auf der sexuellen Ebene aus. Punkt. Welche Frau findet einen Mann, der sich quasi auf ihren Schultern ausruht oder wie ein Kind auf Anweisungen von ihr wartet, wirklich attraktiv?

An dieser Stelle möchte ich allen Frauen und Männern danken, die dazu beigetragen haben, dass Frauen anerkannt und „gleichwertig" werden durften und wir heute da stehen, wo wir eben stehen. Wir sind unterwegs: Es gibt immer mehr Frauen, die ihre Rolle mutig, individuell und neu gestalten und immer mehr Männer, die ganz selbstverständlich ihren Part dazu beitragen.

Auch der Mann ist unterwegs

Wir dürfen nicht übersehen: Auch zahlreiche Männer sind heute in ihrer Rolle mehr als verunsichert. In vielen Bereichen müssen neue Verhaltensweisen gelernt werden, weil die alten, über lange Zeit gewachsenen, anerkannten und erwünschten nicht mehr passen. Woher bezieht ein Mann in unseren Tagen seinen Selbstwert, seine Sicherheit? Frauen brauchen Männer oft nicht mehr als Beschützer oder Versorger, welche Rolle kann und will der Mann da spielen? Machos sind nicht mehr gefragt, Softies auch nicht – was wollen wir? Wie viele Männer haben den Mut, selbstbewusst, offen, neugierig und abseits aller Performance, Frauen psychisch, emotional und körperlich nackt zu begegnen? Es braucht schon wirklich Mut und Selbstreflexion, wach und entspannt Mensch zu sein – egal, welchem Geschlecht man angehört.

Danke, Papst Franziskus!

Und weil wir gerade bei Männern sind: In den allermeisten Glaubensgemeinschaften sind sie der bestimmende Part, während das „Frauenbild" oft mehr als antiquiert ist. Auch in unseren Tagen fördern Religionen die freie Entwicklung der Frau und – vor allem – ihre selbstbestimmte und gesunde Sexualität „eher nicht". In vielen Kirchen herrscht nach wie vor die Meinung, Sexualität diene ausschließlich der Fortpflanzung – dabei ist sie ein so wichtiger Faktor für ein Wohlbefinden, das alle Aspekte des Menschseins umfasst. Erst im September 2018 gab es so etwas wie eine Art „Sanctus" der katholischen Kirche, als Papst Franziskus vor einer Gruppe französischer Studenten sagte: „Sex ist eine himmlische Gabe. Die Sexualität, der Sex, ist ein Geschenk Gottes, kein Tabu". Na, es wurde aber auch Zeit!

„Mann" will es richtig machen

Ich arbeite manchmal mit Männern, die ihre Frau auch beim Sex mit allen Konsequenzen als gleichwertige Partnerin anerkennen möchten, jeden Handgriff sorgsam überlegen und darauf achten, dass es ihr gut geht. Es sind auch Männer, die beim sexuellen Spiel immer wertschätzend und politisch korrekt sein möchten. Die lieber zu oft fragen oder ihr einfach die Führung überlassen. Es sind Männer, die sich kaum noch trauen, zu tun, leidenschaftlich zuzupacken. Solch ein politisch korrektes Liebesspiel kann schnell kippen und zur „liebevoll gemeinten Dienstleistung an der Frau“ werden. Letztendlich sind solche Männer das Spiegelbild jener Frauen, die eben mitgespielt oder Sex über sich ergehen haben lassen. Lustvoll gemeinsam gestalten geht anders.

Apropos – was ich hier noch gesagt haben will: Halleluja, ich freue mich über jeden Mann, mit dem ich arbeiten darf, der ein ehrliches Interesse daran hat, dass die Frau, mit der er seine Sexualität langfristig teilen möchte, ihr individuelles, lustvolles, sexuelles Wesen entfalten kann.

Klarer Grundsatz – wir wollen miteinander

Ja, es gibt Unterschiede zwischen den Geschlechtern, dem Himmel sei Dank. Es geht aber in keiner Weise darum, gegen Männer zu agieren oder sie zu bewerten – ganz im Gegenteil. Gerade unsere geschlechterspezifischen Stärken machen Reibung, Entwicklung und Anziehung aus. Wie einfach darf umdenken funktionieren? Die immer noch andauernde Berichterstattung in den Medien mit Überschriften wie „Warum es einfach nicht klappen kann mit Männern und Frauen“ wollen wir mittlerweile alle nicht mehr hören oder lesen. Da werden nur künstlich Gräben aufgerissen, die letztendlich nichts anderes tun als weh.

Die Idee einer freudigen, lustvollen und großen Vision

Heute gibt es für Frauen viel mehr Freiheiten und Möglichkeiten, ihr Leben und damit auch ihr Sexualleben selbstbewusster und selbstwirksamer zu gestalten. Das Schöne ist, es gibt auch immer mehr

Männer, die wissen, dass es allen besser geht, wenn frau lustvoll und gestärkt durchs Leben geht. Gute Sexualität kann starke Kraft und Energie freisetzen, sie ist ein wichtiger Bestandteil unseres Daseins und wir sollten sie in unsere Lebensgestaltung miteinbeziehen. Die gemeinsame Lust an der Leidenschaft braucht für beide Geschlechter ein Gleichgewicht der psychischen, körperlichen, sozialen und emotionalen Komponenten. Nur dann ist man in der Lage, loszulassen, sich hinzugeben, zu genießen und Raum für das gemeinsame Spiel zu finden: Wenn man sich dabei allerdings krampfhaft bemüht, „es richtig zu machen", können kaum Überraschungsmomente entstehen.

Es wäre doch wunderbar, wenn sich mehr Frauen und Männer gerade auch in jenen sensiblen und intimen Bereich trauen würden und ihre Bedürfnisse und Sehnsüchte wahrnehmen und zeigen dürften. So kann man für sich selbst und mit anderen Schritt für Schritt das Terrain erkunden und ausweiten. Niemand da draußen ist in der Lage, uns zu sagen, was uns wirklich guttut, wer wir wirklich sind, welche Wege wir am besten wählen. Wenn wir lernen, gut in uns hineinzuspüren und ein sicheres Umfeld haben, in dem wir uns selbst neu erleben können, wird das klarer und wir werden immer mutiger, uns zu zeigen – mit unseren ganz individuellen sexuellen Phantasien, Begehrlichkeiten, Attraktionscodes oder auch unseren sexuellen Erregungs- und Anziehungsmustern. Wie schön wäre es, wenn wir uns authentisch ausprobieren und erfahren dürften.

Empathie und Miteinander – von Kindesbeinen an

Schon Säuglinge haben offenbar ein Verständnis von Gerechtigkeit und Gleichheit und setzen sich frühzeitig gegen Nutznießer zur Wehr. Und einjährige Kinder helfen anderen auch dann, wenn sie nicht selbst davon profitieren – das haben unterschiedliche Experimente gezeigt.

Was wäre möglich, wenn man auf diesen wunderbaren Eigenschaften aufbauen würde? Wenn wir von klein auf ein gelingendes Miteinander leben könnten? Wenn wir lernen würden, wie man kommuniziert, zuhört, mitfühlend ist? Wenn wir spüren dürften, ohne, dass uns jemand sagt, dass es ganz anders sei. Wenn wir spüren dürften, dass wir etwas wert sind? Wenn ein Ja neben einem Nein voll akzeptiert werden würde? Wenn wir uns also natürlich entwickeln könnten?

Wie würde es uns gehen, wenn wir auch herausfordernden Gefühlen, wie Trauer, Angst, Zorn oder Scham, gesund Ausdruck verleihen dürften? Wenn wir sie ausagieren könnten – durch Umarmungen, körperliche Bewegung etc.? Wenn wir gelernt hätten, diese Gefühle weder gegen uns selbst, noch gegen andere zu richten? Wenn wir wüssten, dass sie zu uns gehören und da sein dürfen, wie auch Freude, Liebe, Begeisterung, Dankbarkeit, Gelassenheit. Wie wäre es, wenn wir ein liebevolles Miteinander leben, in dem es uns allen besser geht, weil wir einander unterstützen?

Das waren viele Fragen, ich weiß. Aber sollten wir uns die nicht hin und wieder stellen? Nicht um uns zu grämen oder Schuldige zu finden, sondern um unserem inneren Kind vielleicht jetzt selbst beizustehen. Oder um es bei unseren Kindern, so gut es geht, besser zu machen?

Ja, es wäre wunderbar, wenn wir damit aufgewachsen wären, unser Leben mit allen Sinnen, also mit Sinnlichkeit in allen Facetten, selbstverständlich zu leben. Wenn wir unseren eigenen Körper von klein auf erkunden und erfahren hätten dürfen, er uns also vertraut wäre und wir ihn mögen würden – auch wenn uns „die Wirtschaft" in die entgegengesetzte Richtung dirigieren will. Wir wären viel gesünder, genussfähiger, erholter, achtsamer, fröhlicher – freier! Aber: Wir sind, wie wir sind. Warum nicht lieben, was wir sind und haben (und dennoch wirkliche Selbstfürsorge üben und leben)?

Wie Lust neu werden kann

Wenn wir uns frei entfalten könnten, wäre auch unsere Sexualität, unser Liebesleben ein völlig anderes. Denn sexuelle Erregung bzw. sexuelle Höhen entstehen nicht durch mechanisches Reiben oder Bespielen bestimmter Körperstellen. Sie sind das Ergebnis von erlaubter Hingabe, möglichst frei gelebter Lust und einer selbstverständlichen Vertrautheit mit dem eigenen Körper und den eigenen Gestaltungsmöglichkeiten im Miteinander.

Sexualität ist eine Form der Kommunikation. Nützen wir sie.

Begehren weckt Begehren, Erregtheit weckt Erregtheit, intensivere Begegnungen sind möglich. Männer und Frauen sind aufmerksam genug, um sich auf das gemeinsame Spiel des Führens und Führen-Lassens mit allen Sinnen einzulassen.

Immer geht nicht. Punkt.

Für immer mehr interessierte Menschen ist es logisch und vertraut, dass eine Frau beim Sex selten nach einem bestimmten Muster funktioniert oder zumindest nicht zuverlässig immer nach demselben. Viele Männer funktionieren da scheinbar direkter, rascher und einfacher.

Jetzt machen wir die Klischeeladen wieder zu und dürfen einander neugierig erkunden. Dann werden wir feststellen, jeder Mensch – auch der, mit dem wir uns gerne vergnügen möchten oder es schon länger machen – hat je nach Stimmung, Zeitqualität, Stressfaktoren, Tageszeiten, Gesundheitszustand, Sorgen und Möglichkeit unterschiedliche Bedürfnisse und Gelüste.

Immer mehr Menschen, gleich welchen Geschlechts, verstehen bzw. begreifen, dass es an der Zeit ist, neue, wohltuende und wirklich wertschätzende Wege im Miteinander zu finden. So können Männlichkeit und Weiblichkeit mit ihren speziellen Qualitäten einander ergänzend und entfaltend gelebt werden.

Vom Spielen eines Klaviers

Ein Klient, Pianist, Anfang 60, wollte seine Frau nach Jahren neu „erforschen und begreifen" und erzählte mir seine Geschichte: „Wir versuchen beide seit Jahren, uns neu zu entdecken, haben schon einiges probiert. Heute wissen wir, wir gehören zusammen, und sind dadurch mutiger und offener geworden. Es geht um schöne gemeinsame Genusserlebnisse, Qualität vor Quantität. Mein Aha-Erlebnis war, als meine Frau mich bat, mir vorzustellen, sie intim so zu berühren, als spiele ich mein Klavier. Einmal entlocke ich ihm ganz leise Töne, ganz zarte, geschmeidige Berührungen bringen die Tasten zum Schwingen, dann wieder flotte Tempi, ich mache eine kurze Kunstpause, bestimmte und sogar heftige Anschläge werden sorgsam eingesetzt … Diese Anregung hat mir neue Perspektiven eröffnet. Jetzt erspüre ich die Erregung und die Bedürfnisse meiner Frau beim Sex ganz anders, kann viel intensiver auf sie eingehen. Es ist wie ein gemeinsamer Tanz, meine Berührungen und ihre Reaktionen darauf. So ist eine neue, unglaubliche Nähe entstanden, die uns in einen gemeinsamen Rauschzustand heben kann."

Frauen aufgewacht!

In vielen Teilen der Welt haben Frauen heute aufgrund sozial- und gesellschaftspolitischer Gegebenheiten und einer besseren (Aus-)Bildung die Möglichkeit, selbst für sich wählen und sorgen zu können. Über weite Strecken des Lebens (Babypausen oft ausgenommen!)

sind sie in der Lage, Ihren Lebensunterhalt selbst zu verdienen, bzw. einen essenziellen Teil zum Unterhalt der ganzen Familie beizutragen. Es gibt für sie keine zwingenden oder logischen Gründe mehr, sich unterzuordnen, und so bietet sich jetzt die Gelegenheit, ein neues, gesundes und viel freieres Miteinander zu gestalten. Im Sinne aller.

Sandra Konrad („Das beherrschte Geschlecht") meint, dass die Sterne jetzt gut stünden: Die Frau von heute habe vielleicht zum ersten Mal in der Geschichte die Macht, sich von Minderwertigkeiten und verschriebenen Normen zu lösen. Beide Geschlechter würden davon profitieren, wenn sie dies tatsächlich wage und tatsächlich tue.

Warum Sex auch politisch ist

Wir brauchen – auch gesellschaftspolitisch – keine mächtigen Männer bzw. keine erprobten männlichen Strukturen mehr, die uns kontrollieren. Jedes Gesetz, das zum Schutz der Frauen erlassen wird, ist zwar gut gemeint, es unterstellt der Frau jedoch auch, dass sie nicht in der Lage ist, auf sich selbst zu achten. Was brauchen wir wirklich?

Jetzt ist „eine gute Zeit", in der wir Frauen uns deutlich mehr trauen dürfen. Was möchten Sie wirklich leben? Ja, beim Sex, aber auch generell? Es hängt alles zusammen, wir können kaum ein erfülltes Sexualleben in einem fremdbestimmten oder vom Alltagsstress dominierten Leben entfalten.

Wir können jetzt Verantwortung für unser Wohlbefinden übernehmen, wenn wir erforschen, worauf es uns eigentlich wirklich ankommt. Wir dürfen klar und so lange es geht, freundlich Grenzen ziehen. Dadurch werden neue Wege eröffnet – für Männer und Frauen. Wir müssen uns nicht mehr an die binden, mit denen wir emotional verstrickt sind, oder an die, die wir brauchen, oder an die, die Ansprüche an uns erheben. Wir dürfen Schritt für Schritt oder auch ganz schnell lernen, selbst zu wählen, mit wem wir uns umgeben, an wen wir uns – in einem gesunden Austausch – verschenken wollen. Wer stärkt, fängt, nährt und trägt uns? Wer gibt uns frei?

Selbstoptimierung versus Echtheit

Einerseits haben wir in der heutigen Zeit die besten Voraussetzungen dafür, ein gesundes, wertschätzendes und lustvolles Miteinander zu gestalten. Andererseits leben wir in einer Scheinwelt der Selbstoptimierung, wo virtuelle Präsenz und scheinbare Schönheit bzw. Likes auf Instagram, Facebook & Co mehr zählen als gute Gespräche und wahre Begegnungen. Worauf richten Sie den Fokus?

Um wie vieles reicher würde eine Kultur sein, in der Gleichberechtigung auch im Sexuellen gelingt, fragt Svenja Flaßpöhler in ihrem Buch „Die potente Frau" – wir bräuchten zwei Geschlechter, die sich in der Fülle begegnen.

Wir können maßgeblich selbst dazu beitragen, dass wir unsere Lust und unsere Sexualität für uns passend und wohltuend frei gestalten. Sodass wir auch Männer dazu einladen können, ihre Sexualität frei von Monotonie, Performance und Leistung, Pornowahn und Konsumrausch zu entdecken. Wenn Frauen sich sexuell zeigen dürfen, wenn es selbstverständlich sein darf, Ja oder Nein zu sagen, ist Entwicklung zu einem freudigen und genussvollen Miteinander möglich.

Miteinander lustvoller gestalten

Hatten Sie selbst schon mehr als einen Sexpartner, dann wissen Sie vermutlich, dass es mit jedem anders ist. Das gemeinsame Reagieren und Agieren, das gemeinsame Spiel, die Chemie machen es aus. Es gibt kein Richtig und Falsch, solange die Beteiligten freiwillig und freudig tun und jederzeit stoppen können, wenn es nicht mehr passt. Je klarer Sie mit sich sind, umso sicherer sind Sie, umso mutiger können Sie sein, andere Spielfelder zu besuchen. Lustvolle Sexualität ist selten Porno-Performance, aber auch nicht nur freundschaftliches Kuscheln, es ist Ihr persönliches Spiel aus Nähe und Berührung, Bewegung und Erregung, Neugierde, vielleicht Ekstase. Wie das für Sie aktuell aussehen soll, wissen nur Sie.

Lebendige Sexualität bedeutet so viel mehr als nur „das Eine". Sie ist ein gesunder und wohltuender Bestandteil des Lebens. Lust, Erotik, Wissen, Sinnlichkeit, Verführung, Ekstase, Hingabe und das eigene Körper(selbst)bewusstsein stehen in einem selbstverständlichen Zusammenhang. Nicht immer läuft's von selbst so, dass alles passt. Aber keine Sorge: Sexualität ist ein ganzes Leben lang gestalt- und veränderbar.

Den Frauenkörper verstehen: Gesundheit, Entwicklung, Anatomie

Ja, zufriedenstellende Sexualität ist gesund – und nein, der Umkehrschluss heißt nicht: Wer keinen Sex hat, ist nicht gesund oder wird krank.

„Es ist grundsätzlich gesund, wenn Menschen Lustkompetenzen haben, dazu gehört auch die sexuelle Lust. Genussfähigkeit generell bringt den Menschen ins Spüren und das Spüren ist ein wesentlicher Teil der Ich-Wahrnehmung. Wenn wir sagen, dass Gesundheit eine Form der menschlichen Stabilität ist, können wir sagen: Je mehr Lust- und Genussfähigkeit, umso mehr gesundes Spüren, umso mehr Stabilität. Wir lernen dadurch, uns selbst und unseren Körper zu mögen."

Bettina Weidinger
(Institut für Sexualpädagogik, Wien)

Sexualität kann nicht nur ein berauschendes oder wohltuendes Erlebnis sein, sondern auch eine wirkliche Kraftquelle. Der gesamte Körper wird durch Berührungen, Bewegungen, Erregung, Anspannung und Entspannung aktiviert – und damit natürlich auch das Gehirn. Die Produktion diverser Hormone wie Oxytocin, Serotonin, Dopamin und Adrenalin wird gefördert sowie generell die Durchblutung.

Wir fühlen uns geliebt und geborgen, können dadurch entspannter, glücklicher, zuversichtlicher werden, uns zufriedener und sinnlicher fühlen und eine fröhliche und heitere Gemütsverfassung erlangen. Das Herz arbeitet beim Sex phasenweise auf Hochtouren, das ist gesund für das gesamte Herz-Kreislauf-System. Zufrieden machende Sexualität kann Stress senken, die Immunabwehr stärken und zu einem gesunden Schlaf beitragen.

Der Mensch ist von Beginn an ein lustvolles Wesen

Jedes Lebewesen hat das Bedürfnis, sich, so gut es geht, nach seinen Möglichkeiten zu entwickeln. Vom Moment der Befruchtung der Eizelle an wachsen wir körperlich, geistig, psychisch, spirituell – als gesamtes Wesen mit all unseren Sinnen.

Die Entwicklung gelingt besonders gut, wenn ein Baby möglichst sicher und gleichzeitig frei ist. Das heißt, dass es sich einerseits in einem geschützten Rahmen ausprobieren darf, um in seinem eigenen Tempo zum Beispiel greifen, sitzen, krabbeln, gehen, sprechen etc. zu lernen, und dass es andererseits spürt: Da ist jemand, der mich schützt, fängt und tröstet, also liebevoll begleitet. Werden die Fortschritte gut gefördert, Entwicklungen freudig begrüßt, begreift das Kind: Ich habe etwas Neues gut gemacht hat und bekomme dafür Anerkennung. Je öfter es solche Erfahrungen macht, umso selbstverständlicher gelingen natürliche Entwicklungsschritte und umso positiver werden sie emotional verknüpft. So kann sich ein Baby mutig entfalten.

Emotionale Grundbedürfnisse

Eigentlich beginnt unser emotionaler Entwicklungsprozess schon mit der Zeugung. Bereits jeder Embryo macht unterschiedliche

Erfahrungen, die zu ganz besonderen neuronalen Verknüpfungen im Gehirn führen. Und da wir die angeborene Fähigkeit haben, Gefühle wahrzunehmen, können bereits Babys Wärme oder Kälte, Schmerz oder Lust sowie zum Beispiel auch Geborgenheit, Einsamkeit und Zufriedenheit empfinden. Und das bleibt ein Leben lang so. Diese Gefühle sind offenbar bei allen Menschen ähnlich. Niemand mag echten Hunger oder Schmerz, jeder mag ein gewisses Maß an Geborgen- und Zufriedenheit.

Unsere Gefühle verknüpfen wir unbewusst und laufend mit Erfahrungen, Bestätigungen, Belohnungen, Erwartungen, Wünschen, also mit Gedanken und Bewertungen. Diese verknüpften Emotionen sind sehr subjektiv – sie sind naturgemäß nicht für alle gleich, sondern sehr individuell, weil sie durch unterschiedliche Erfahrungen einfach anders „eingeordnet“ wurden.

In Beziehungen können wir uns durch diese Unterschiedlichkeit aufreiben. Wir denken automatisch, dass der andere das Leben durch dieselbe Brille betrachtet wie wir, während in Wirklichkeit jeder Mensch die Welt aus seinem ureigenen Blickwinkel sieht. Was bedeutet es beispielsweise, treu zu sein? Geht es dabei um körperliche Treue oder auch um emotionale? Ist bereits ein heißer virtueller Flirt ein Treuebruch? Oder erst der Geschlechtsverkehr mit jemand anderem?

Gehirnentwicklung braucht Körperkompetenz

Aus Reizeinwirkungen auf unseren Körpers werden im Gehirn Empfindungen und in weiterer Folge bewusste Wahrnehmungen. Unsere physiologische Basis wirkt also unablässig auf das Gehirn und seine Phantasien, seine Wahrnehmungs- und Erkenntnisfähigkeit ein.

Jede Körpererfahrung, wie zum Beispiel eine Berührung, ist untrennbar mit der Entwicklung des Gehirns verbunden. Neuronale

Verknüpfungen entwickeln unser Wesen und unsere Psyche sowie unser Gehirn, daraus entsteht unsere Persönlichkeit mit all ihren Facetten.

Unsere ersten vier Entwicklungsjahre sind entscheidend für unsere Prägungen. In dieser Zeit, an die wir uns später kaum erinnern können, speichern wir Muster und Zuordnungen, werden also quasi programmiert. Ein Kind lernt: Wenn ich das mache, bekomme ich diese Reaktion, und wenn ich mich so zeige, bekomme ich jene Reaktion, das ist richtig und das falsch, das macht Angst und das Freude. Auch wenn uns diese Dinge persönlich nicht „passen" – wir geben Sie zum Großteil an die nächste Generation weiter.

Unsere Emotionen und Gefühle gehören untrennbar zu uns, machen uns aus und spiegeln sich natürlich auch im Körper wider. Es gibt also sichtbare und messbare physiologische Veränderungen, wie Muskelspannung oder Körperhaltung etc., die ausdrücken, wie es uns emotional geht.

Wenn wir möchten, können wir uns unsere Prägungen im Laufe des Lebens bewusster machen und spielerisch lernen, mit uns selbst und unseren Eigenheiten so umzugehen, dass sie ein bisschen besser zu unseren Bedürfnissen passen.

Wenn ihr es nicht fühlt,
ihr werdet es nicht erjagen.
Johann Wolfgang von Goethe

Vermissen Sie jetzt auch die Lust?

Oft spricht man von sexueller Entwicklung, als ob diese ein völlig eigenes, vom Rest der menschlichen Entwicklung losgelöstes Lernen sei. Wir erwerben uns jedoch von Geburt an Fähigkeiten auf unterschiedlichen Ebenen, die generell unsere Kompetenzen erweitern und natürlich auch Auswirkungen auf unsere sexuelle Entwicklung haben. Wir lernen, welches Verhalten uns am besten jene Zuwendung bringt, die unsere Bedürfnisse (Hunger, Durst, Nähe) befriedigt.

Kindliche Spiele

Je unkomplizierter und natürlicher Mädchen und Buben beim kindlichen Spiel lernen dürfen, die eigenen Gefühle zu spüren, umso sicherer wissen sie, was ihnen guttut. Zu raufen, Indianer zu spielen, sich zu verkleiden, zu schaukeln und zu tanzen fördert unsere Selbstwahrnehmung. Ganz konkret: Wenn Mädchen zum Beispiel ihre Vulva, ihre Vagina, die äußeren und inneren Charmelippen, die Klitoris oder den After berühren dürfen und Berührungen nicht bewertet werden (pfui, schmutzig etc.!), kann der Umgang mit dem eigenen Körper sicher, unverkrampft und positiv sein. Übrigens: Bitte wundern Sie sich nicht, in diesem Buch werden wir konsequent „Charmelippen" statt Schamlippen sagen, denn wofür sollen wir uns noch länger schämen?

Mädchen „müssen" ihre Vagina nicht angreifen – Jungen jedoch „müssen" ihren Penis berühren, wenn sie bewusst pinkeln lernen, er lädt geradezu zum Anfassen und Spielen ein. Oft lernen Mädchen auch, dass es „pfui" ist, sich an oder in der Scheide anzufassen – oder gar etwas hineinzustecken. Wenn sie es tun, sagt man ihnen, sie sollen sich die Hände waschen, weil sie sich „schmutzig" gemacht haben – besser wäre es, wenn sie sich die Hände waschen, um sich dann mit sauberen Händen erkunden zu können.

Aufgrund der einschränkenden Beurteilungen (richtig oder falsch), religiöser oder gesellschaftlicher Regeln, unserer eigenen Ängste und Erfahrungen bekommen wir unter Umständen unpassende und destruktive Bilder vermittelt – vielleicht auch, weil wir schlicht nicht wissen, wie es anders gehen kann. Was auf den ersten Blick rein körperlich wirkt, hat auch große Auswirkungen auf die Vorgänge in unserem Kopf, auf unsere Gefühle und Emotionen.

Sinne entwickeln

Körper und Psyche – alles hängt also zusammen. Die Neuropsychologie weiß heute, dass auch durch Körpererfahrungen und -empfindungen Neuronen im Gehirn angelegt werden. Was das bedeutet? Je mehr positive Erlebnisse wir mit unserer Körperlichkeit machen dürfen, umso stimmiger bzw. klarer „funktioniert" der Körper und damit auch das Gehirn.

Sinnliche Körperwahrnehmung entsteht auf verschiedenen Ebenen – in jedem Alter, auf jeder Entwicklungsstufe. Unser Körper und unsere Psyche, unser gesamtes Wesen will sehen, hören, riechen, spüren, schmecken und das Leben erkunden. Wir möchten dieses Erleben für uns, aber natürlich auch im Austausch mit anderen erfahren, mit Menschen, die uns inspirieren, ergänzen, spiegeln, lehren oder auch abstoßen können.

Sexualerziehung braucht Körpererfahrung

Schon im Mutterleib erfährt jedes Baby ganz instinktiv, was ihm guttut und wann es sich wohlfühlt. Zum Wohlfühlen gehört ganz eindeutig, den eigenen Körper wahrzunehmen und gut zu spüren. Das Einströmen von Blut in die Geschlechtsorgane ist ein unwillkürliches, reflektorisches Geschehen. Bei Ultraschalluntersuchungen von Ungeborenen wurde beobachtet, dass die sich entwickelnden Geschlechtsorgane einmal mehr, einmal weniger durchblutet sind und dass Charmelippen bzw. Penis anschwellen können.

Babys sind sehr körperlich, dadurch machen sie wichtige Entwicklungsschritte. Sie lernen zum Beispiel, welche Berührungen und Bewegungen angenehm für sie sind. Zu Beginn unserer Entwicklung erfahren wir körperliches Wohlgefühl, also so etwas wie „Erregung“, hauptsächlich durch Körperanspannung oder -entspannung. Ein Baby kann steif wie ein Brett werden, wenn es laut schreit, oder entspannt und augenscheinlich glücklich, wenn es in die Windel pinkelt und die Wärme sich ausbreitet.

Es ist, bzw. wäre ein ganz normaler, gesunder und menschlicher Entwicklungsprozess, wenn wir alle Facetten ausleben könnten. Wenn wir ganz intuitiv lernen dürften, wie unser Körper Sinnlichkeit und Lust entwickelt, wenn wir ausprobieren dürften, was gut für uns ist und was nicht, bzw. unter welchen Voraussetzungen wir uns an- oder entspannen, dann würden wahrscheinlich viel mehr zufriedene Menschen auf dieser Welt leben. Es gäbe durch diesen gesunden, selbstsicheren Umgang bestimmt deutlich weniger Machtspiele, auch auf anderen Ebenen, wir wären deutlich weniger manipulierbar, aber sicherer und neidloser. Wir wären mehr bei uns.

In unseren erwachsenen Köpfen haben wir oft völlig andere Vorstellungen von Sinnlichkeit, Körperlichkeit und Sexualität. Wir haben Bilder im Kopf, die mit der unbefangenen, kindlichen Herangehensweise nichts zu tun haben – sondern mit unseren „erwachsenen“ Erfahrungen, die wir letztendlich wieder unseren Kindern „aufdrücken“.

Warum Sie in einem Buch über die Lust so viel über Babys lesen?

Es ist ja auch Ihre Geschichte. Sie sind ebenfalls irgendwann einmal ganz natürlich und selbstverständlich in einem Mutterleib herangewachsen. Auch Sie haben frei und unbeobachtet erste Körpergefühle entwickeln dürfen. Selbst wenn es vielleicht eine herausfordernde Zeit für Ihre Mutter gewesen sein sollte und sich diese Gefühle auch auf ein Ungeborenes übertragen können, durften Sie sich mit großer Unbefangenheit ganz natürlich in Ihrem Körper wohlfühlen. Das ist eine ganz natürliche Entwicklung, die nach der Geburt kein natürliches Ende findet, sondern ein selbstverständlicher Teil des „Körperlernens“ ist.

Fakten über die weiblichen Geschlechtsorgane

Die Entwicklung der weiblichen Genitalien

So unterschiedlich und doch so gleich sind die männlichen und weiblichen Genitalien. Bis zur achten Schwangerschaftswoche haben männliche und weibliche Embryos identisch angelegte Geschlechtsdrüsen. Ab dann beginnen diese – je nach genetischer Anlage – männliche (Hoden) oder weibliche Geschlechtsstrukturen (Eierstöcke) auszubilden.

Indifferente Anlage

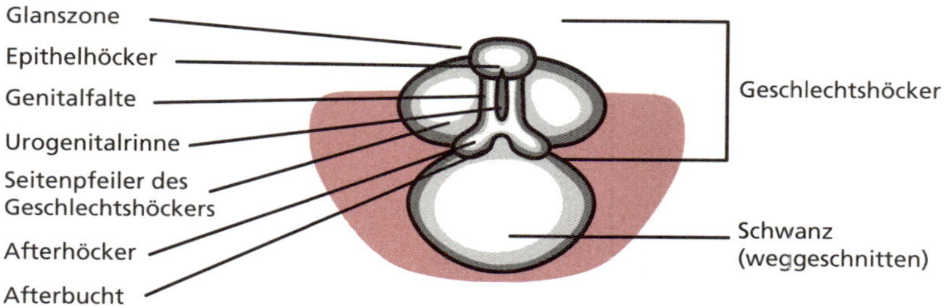

Ab der elften Schwangerschaftswoche entwickeln sich weitere innere Geschlechtsorgane. Wo beim männlichen Fötus Nebenhoden, Samenleiter, Bläschendrüse, Prostata und Cowpersche Drüse entstehen, entwickeln sich beim weiblichen Fötus Gebärmutter, Eileiter, Vagina, weibliche Prostata und Bartholinsche Drüse.

Zwischen der zwölften und 16. Schwangerschaftswoche bilden sich dann die äußeren Genitalanlagen, beim männlichen Fötus die Eichel und der Schaft des Penis sowie der Hodensack, beim weiblichen Fötus Klitorisspitze und -körper sowie die äußeren Genitallippen (Charmelippen). Die Geschlechtsfalten verschmelzen beim männlichen Fötus zu einer sichtbaren Naht von Penis und Hoden bis zum Anus, während sich beim weiblichen Fötus die inneren Genitallippen (Charmelippen) entwickeln. Aus dem Gewebe unter den Geschlechtsfalten entstehen beim männlichen Fötus der Schwell- und Schwammkörper des Penis, beim weiblichen Fötus die Strukturen des Klitoriskörpers, der Klitorisschenkel und des Klitorisschwellkörpers.

12.–16. SSW

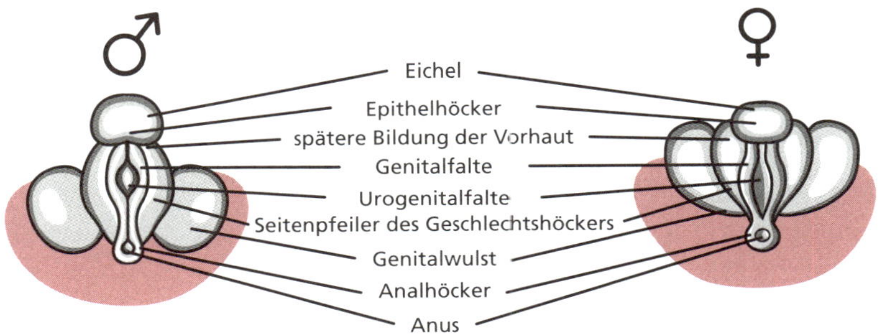

Es ist faszinierend, wie ähnlich und doch ganz anders unsere Geschlechtsorgane aufgebaut sind!

Voll entwickelte äußere Genitalien

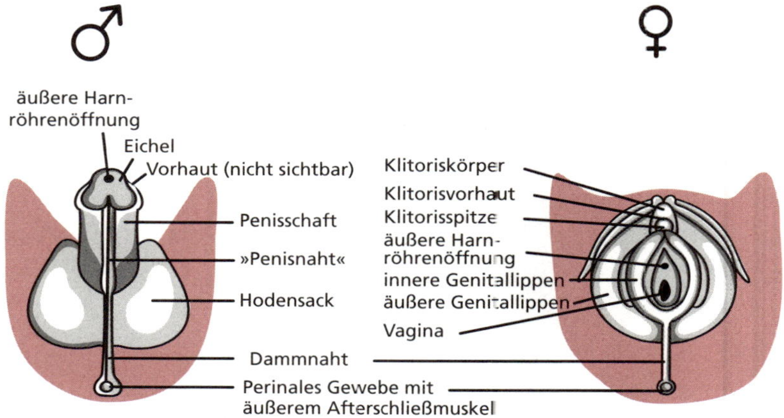

Anatomische Besichtigung

Die Vulva

Der gesamte sichtbare Teil der Geschlechtsorgane (also die äußeren Geschlechtsorgane) umfasst die Charmelippen, den Charmehügel, den Eingang zur Harnröhre, den Scheidenvorhof und das, was man von der Klitoris sehen kann.

Die Vagina

Die Scheide (Vagina) ist durchschnittlich etwa acht bis zehn Zentimeter lang und wird durch den Muttermund zur Gebärmutter hin verschlossen. In der Scheide selbst befinden sich relativ wenige Nervenzellen, da ein Geburtsvorgang sonst unerträglich schmerzhaft wäre. Sie ist zwar ein Loch, ein Schlauch, ein „hohler Raum", aber während des Geschlechtsverkehrs keineswegs einfach ein passiver Teil: Durch Weitung und Feuchtigkeit (Lubrication) bereitet sie sich auf die Aufnahme eines Penis vor.

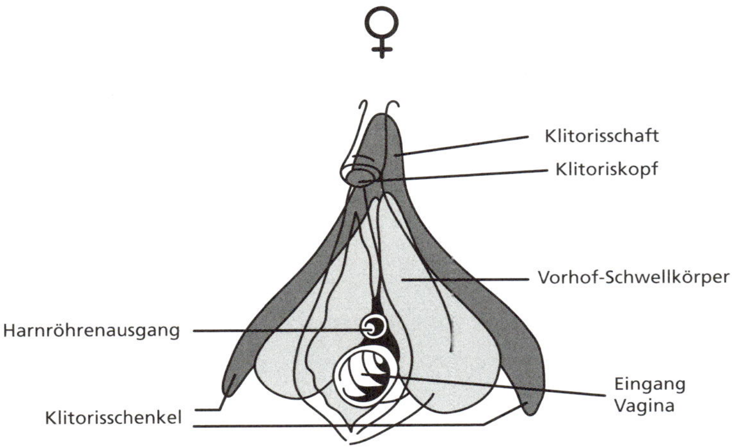

Die Klitoris in ihrer ganzen Pracht
Die Klitoris (der Kitzler) ist das einzige menschliche Organ, das ausschließlich existiert, um Lust zu erzeugen. Sie ist nicht nur – wie lange angenommen wurde – eine Perle, die man außen, am oberen Ende der kleinen inneren Charmelippen, erkennen kann, sondern viel größer (siehe Skizze) und ragt auch tief ins weibliche Becken hinein. In der Klitorisspitze, der „Perle", laufen allerdings bis zu achttausend Nervenzellen zusammen, das sind ungefähr doppelt so viele wie in der Eichel eines Penis.

Die Erektion der Frau

An der Klitorisskizze sind besonders gut die Ähnlichkeiten mit dem Penis zu erkennen: Köpfchen, Vorhaut, Schwellkörper. Die gesamte Klitoris ist von einer Unmenge an Nervenzellen durchzogen. Je mehr Sie sich der Berührung Ihrer gesamten Klitoris widmen, umso erregbarer kann diese werden, nicht nur an der Spitze. Sie erinnern sich? Körperlernen und neuronale Verknüpfungen im Gehirn?

Die Klitoris hat quasi „Beinchen", die Klitorisschenkel, die unter den äußeren Charmelippen entlanglaufen. Das sind Schwellkörper, ähnlich dem Penis, die sich bei Erregung mit Blut füllen und dadurch besonders empfindsam werden. Diese Schwellkörper umschließen auch einen Teil der Beckenbodenmuskulatur und den Scheideneingang, sodass frau dadurch beim Geschlechtsverkehr eine angenehme Erregung empfinden kann.

Wenn es zur Erektion von Klitorisperle und Klitorisschaft kommt, weitet sich der Scheidenvorhof. Die Vagina ist ein aktiver Muskel, der sich beim Lustempfinden verändert: Er zieht sich nach hinten zusammen, um sich dadurch in die Länge zu dehnen und aufnahmebereit zu machen.

Der G-Punkt (auch G-Zone) liegt ein paar Zentimeter innerhalb der Vagina, an der vorderen, also der nabelzugewandten Scheidenwand. Wo genau er bei Ihnen liegt, erspüren Sie am besten mit Ihren Fingern, die Stelle fühlt sich etwas rauer an.

Die „Nichtübereinstimmung" der Erregung

Was oft nicht deutlich ausgesprochen wird: Eine genitale Reaktion heißt nicht gleich, dass wir sexuell erregt sind. Eine genitale Reaktion bedeutet auch nicht, dass wir genießen. Vielleicht kennen Sie das: Die Vagina reagiert und wird feucht, selbst wenn wir das gar nicht wollen, wenn wir die Situation gar nicht anregend, vielleicht sogar abstoßend finden. Feucht werden bedeute, dass etwas sexuell relevant sei, und das sage nichts darüber aus, ob es auch sexuell ansprechend sei, schreibt Emily Nagoski in ihrem Buch „Komm, wie du willst."

Die Sexforscherin Meredith Chivers hat die Erregung von Frauen in verschiedenen Versuchen erforscht und vermessen. Dabei hat sie zum Beispiel festgestellt, dass es bei Frauen tendenziell zu einer körperlichen Erregung kommt, wenn sie Bonobo-Affen beim Sex zusehen. Lust auf Sex bekommen sie deswegen aber nicht, sie fühlen sich nicht erregt, auch wenn ihr Körper reagiert. Eine genitale Reaktion sei keine Einladung, kein Einverständnis. Umgekehrt gibt es das Phänomen übrigens auch – bei beiden Geschlechtern. Wenn wir etwa erregt sind und wirklich Sex haben wollen, der Körper aber nicht mitmacht.

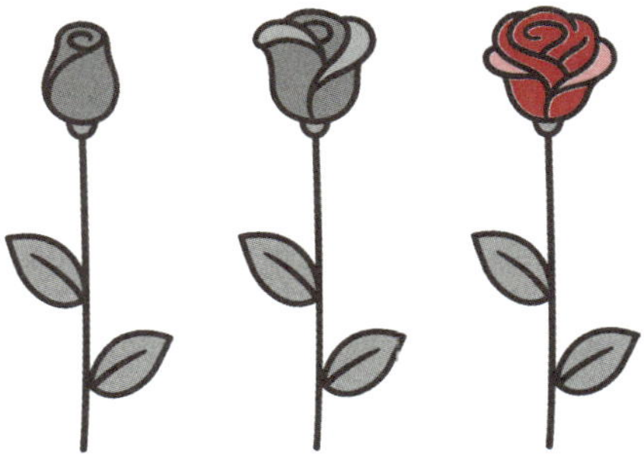

Die Regelblutung

Die erste Regelblutung (Menarche) tritt meist zwischen dem neunten und 16. Geburtstag ein, Abweichungen sind natürlich immer möglich. Es empfiehlt sich in jedem Fall der Besuch einer einfühlsamen und guten Gynäkologin bzw. eines Gynäkologen.

Zu einer Blutung kommt es, weil der weibliche Körper etwa alle vier Wochen eine Schleimhaut in der Gebärmutter aufbaut – eine Art „Bettchen für eine befruchtete Eizelle". Diese Schleimhaut wird wieder abgestoßen, wenn sie vom Körper nicht benötigt wird. Die nicht befruchtete reife Eizelle hingegen wird vom Körper absorbiert.

Fruchtbarkeit

Frau kann auch während der Regelblutung schwanger werden, je nachdem, wie lange der Zyklus dauert – die fruchtbaren Tage liegen zehn bis 16 Tage vor der nächsten Regelblutung. Eine Eizelle ist höchstens 18 bis 24 Stunden befruchtungsfähig, Samenzellen können jedoch bis zu sechs Tage in der Frau überleben. Sämtliche Eizellen sind bereits vor der Geburt angelegt, sie wachsen also nicht nach. Vielmehr reift aus der Fülle der angelegten Eizellen etwa alle vier Wochen zumindest eine heran – in einem der beiden Eierstöcke. Sie wird dann in den Eileiter ausgestoßen (Eisprung), wo sie für eine eventuelle Befruchtung bereit ist. Die befruchtete Eizelle nistet sich dann in der Gebärmutter ein, wo sie zum geburtsreifen Fötus heranreift.

Jungfernhäutchen (Hymen)

Die meisten Frauen haben eine Art Jungfernhäutchen (Hymen). Es befindet sich im vorderen Bereich, eher gleich nach dem Eingang zur Scheide, und sieht von Frau zu Frau unterschiedlich aus. Manchmal kann es gar nicht, manchmal mit Hilfe eines Spiegels gesehen werden – unter Umständen ist es auch mit den Fingern zu ertasten.

Mythos: Das erste Mal tut weh

Schmerzen beim ersten Geschlechtsverkehr entstehen oft nicht durch das Reißen des Hymens, sondern weil man nervös bzw. unsicher ist. Es kann auch sein, dass sie durch Trockenheit verursacht werden – wenn die Vagina noch nicht erregt genug ist, um den Penis aufzunehmen. Gerade beim ersten Mal kann es dauern, bis der Körper entspannt und aufnahmebereit ist.

Erogene Zonen

Die primären erogenen Zonen der Frau sind die Geschlechtsorgane und die Brüste. Viele Menschen halten auch das Gehirn für die größte erogene Zone oder aber die Haut – auch hier gibt es kein Richtig oder Falsch.

Der wichtige Beckenboden

Der Beckenboden wird manchmal als dreischichtig (äußere, mittlere und innere Schicht) beschrieben. Als Gesamtheit umschließt er Vagina und Harnröhre, Enddarm und After und wird oftmals als liegende Acht dargestellt. Die sehr komplexe Muskulatur umfasst also auch Körperteile, die beim Geschlechtsverkehr eine essenzielle Rolle spielen, und hat dadurch eine große Bedeutung für unsere Sexualität. Ein gezieltes Beckenbodentraining wird vielerorts angeboten, achten Sie darauf, dass Sie sowohl Anspannung wie auch Entspannung lernen. Ein paar Anregungen finden Sie im Praxisteil (Orgasmus gestalten und genießen, Seite 156).

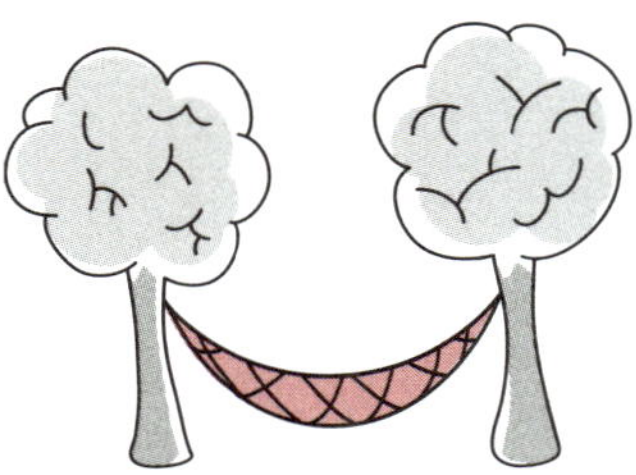

Beckenboden, entspannt

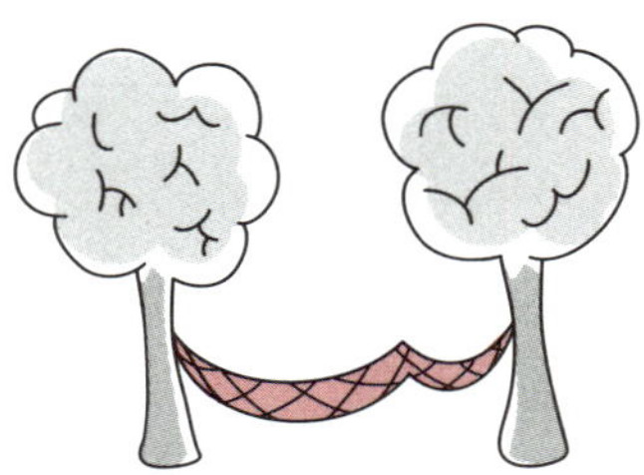

Beckenboden, angespannt

Wie wir ticken: Glaubenssätze, innere Regeln, Werte, Schuld, Scham

Was frau manchmal macht, um geliebt zu werden

Die eine Frau sitzt ewig auf der Wartebank des Geliebten, weil der unerreichbare Mann sie glauben macht, sie sei die einzig wirklich Begehrte. Die andere nimmt berufliche Chancen nicht wahr, um die Beziehung nicht aufs Spiel zu setzen oder um ihn nicht zu überflügeln. Und die nächste begräbt ihm zuliebe ihren Kinderwunsch. Es gibt viele taffe, selbstbewusste oder liebende Frauen, die ihre eigenen Bedürfnisse zurückstellen, sobald es um Liebe oder Sexualität geht. Wie intelligent, gebildet, unabhängig oder beruflich erfolgreich sie auch immer sein mögen, die Wünsche des begehrten Mannes werden zu oft wichtiger genommen, frau lässt sogar „freiwillig“ über sich verfügen. Ein Grund dafür können früh eingelernte Muster sein.

Manche Frauen glauben immer noch, sie müssten vor allem in der Phase des Werbens alles „toll“ finden und einen stets glücklichen Eindruck erwecken. Manche halten ihrem Mann auf Kosten der eigenen Entwicklung den Rücken für seine Karriere frei, manche bleiben in einer destruktiven Beziehung, in der sie abgewertet werden, weil man sie glauben lässt, sie seien ohnehin „nicht gut genug“ für etwas Besseres. Manche Frauen schauen weg, wenn sie betrogen werden, weil sie Angst vor den Konsequenzen, vor einschneidenden Veränderungen und Einsamkeit haben. Andere wollen ihren Mann unbedingt retten und ziehen ihren Selbstwert daraus, gebraucht zu werden. Frauen spielen Orgasmen vor, weil es einfacher ist, die eigenen Bedürfnisse nicht zu zeigen, oder weil er dann rascher und bequemer glücklich ist – die Liste ließe sich sicherlich noch ergänzen …

Um herauszufinden, warum wir Frauen das alles – und noch viel mehr – tun und wie wir diese Muster durchbrechen könnten, müssten wir wohl sehr tief in die Psychologie „eintauchen“ – und selbst das wäre möglicherweise nicht von Erfolg gekrönt: Zu individuell können die Gründe sein.

Trotzdem: Im Praxisteil finden Sie ab Seite 138 das Kapitel „Was denken Sie über Ihren Körper und über Sex?“ Vielleicht können Sie durch die Anregungen dort ein Gespür dafür bekommen, welche Bilder und Anschauungen in Ihrem eigenen Kopf herumgeistern – und so auch erkennen, dass wir selbst nicht immer alles ernst nehmen sollten, was wir so denken. Viele Gedanken haben wir nämlich ungeprüft von anderen übernommen.

Selbstverständlich geht es Männern nicht anders: Auch sie tun ganz bemerkenswerte Dinge aus Liebe oder aus dem Bedürfnis heraus, sich geliebt zu fühlen. Eines ist allen Menschen gleich: Wir wünschen uns Liebe und Anerkennung, wir wollen gesehen werden, so wie wir sind.

Glaubenssätze und innere Regeln

Ganz frei können wir gar nicht agieren – nicht nur unsere Gene sind für unser Verhalten ausschlaggebend, auch was wir erlebt haben und was die Gesellschaft bestimmt. Wir leben nach bewussten und zu einem Gutteil auch unbewussten Ansichten, Prägungen, Regeln oder Mustern, die uns gefangen halten und uns sagen, woran wir glauben und was richtig oder falsch für uns ist.

Manche der Dos und Don'ts tun uns gut, stärken uns, lassen uns wachsen, andere halten uns klein oder machen uns unbeweglich. Manche bemerken wir, einige mögen wir. Manche würden wir, um sie ablegen zu können, gerne erkennen, andere wollen oder können wir nicht wahrnehmen, weil zum Beispiel zu viel Schuld oder auch Scham dahinter verborgen ist. Vielleicht gelingt es Ihnen, sich zu sagen: Es ist gut, wie es jetzt ist. Ich kann aber auch mehr Gestaltungsspielraum bekommen, wenn ich achtsam und bewusst in mich hinein- bzw. wohlmeinenden Menschen zuhöre.

Manchmal fragt man sich, warum man nicht früher einen Schritt in Richtung Veränderung gesetzt hat, aber ein Erkennen in der Situation ist oft nicht so einfach. Klar ist: Wenn wir emotional sicherer werden, sind wir freier und mutiger und tun vieles von dem, was schadet, nicht mehr. Erzwingen lässt sich jedoch nichts.

Die Lammkeule

Ein junges Paar verbringt seine ersten Weihnachten in der gemeinsamen Wohnung. Sie, Linda, möchte das traditionelle Weihnachtsessen ihrer Familie zubereiten, er, Tom, freut sich sehr darauf, hat er doch schon viel von der „berühmten" Lammkeule und all den feinen Beilagen wie Apfelrotkraut, Kohlsprossen und Maroni, Rosmarinjuice und Duchessekartoffeln gehört. Gemeinsam werkeln die beiden in der Küche vor sich hin, die Keule ist mariniert und fast schon auf dem Weg in den Backofen. Linda holt eine Tranchierschere aus der Lade und beginnt mühsam, den Knochen am schmalen Ende der Keule abzuzwicken. Tom sieht ihr verwundert zu und fragt: „Warum machst du das?" Linda lacht: „Unser Familiengeheimnis – meine Mama und meine Oma machen es genauso. Das letzte Stück vom Knochen muss weg, ich habe aber keine Ahnung, warum." Die Keule wandert in den Ofen. Jetzt ist Zeit, bei der Mama nachzufragen, aber die weiß auch nicht Bescheid: „Ich habe mich nie gefragt, warum ich das tue, die Oma hat's halt auch so gemacht." Als die Oma dann die Frage hört, lacht sie herzlich: „Wirklich, deine Mutter und du, ihr macht das beide auch? Das ist ja wirklich zu komisch! Weißt du, Linda, unsere Keule, meist war es Wild, musste seinerzeit richtig groß sein und viele Menschen satt machen. Selbst meine größte Ofenpfanne war aber zu kurz dafür und so habe ich, damit der Saft nicht in den Ofen tropft, immer das letzte Stück vom schmalen Knochen abgesägt."

Unbewusste Regeln erkennen

Diese kleine Geschichte zeigt: Wir setzen Handlungen oft ganz automatisch – weil wir es eben (nur?) so kennen. Irgendwann hatten die Dinge möglicherweise auch einen Sinn, aber sind sie auch heute noch sinnvoll?

Manche unserer Gewohnheiten, eingelernten Verhaltensmuster oder Strategien sind in Wirklichkeit nutzlos geworden oder sogar unsinnig. Vielleicht haben wir als Kind gelernt, dass wir nur dann Liebe und Aufmerksamkeit bekommen, wenn wir ganz brav, sehr klug oder besonders hilfsbereit sind, wenn wir schauen, dass es der Mama gut geht, dass der Papa fröhlich ist usw. Damals war das wahrscheinlich wichtig – um die Zuwendung zu bekommen, die wir brauchten, war es vielleicht sogar lebensnotwendig für uns. Aber welche dieser Strategien, Ansichten, Muster brauchen wir heute noch? Haben wir schon viel zu lange nicht mehr auf unsere heutigen Bedürfnisse, auf uns selbst geachtet?

Einiges wird uns nie bewusst, vieles nur durch eine andere Herangehensweise, durch besondere Aufmerksamkeit oder den „Außenblick" anderer Menschen. Wenn wir bemerken, dass etwas nicht mehr zu uns passt und wir uns damit unwohl fühlen, dann haben wir eine Aufgabe: Es ist ein wichtiger und mutiger Schritt, sich offen einzugestehen, dass Änderungen „Not-wendig" sind. Was passiert, wenn wir hinsehen und Klarheit finden?

Veränderung braucht ein bisschen Mut – und Unterstützung

Es gibt eine einzige Person, die in einer unzufriedenen Situation kluge Entscheidungen für Sie treffen kann: Das sind Sie selbst. Aber nie, wirklich NIE, müssen Sie die Kraft aufbringen, große oder auch kleine Änderungen alleine zu stemmen. Oft möchte Ihr Partner gerne mit Ihnen gemeinsam für positive Veränderungen sorgen. Oft gibt es eine gute Freundin oder einen Freund, eine Nachbarin, einen Gleichgesinnten, die Sie gut verstehen – jemanden, der gerne zuhört bzw. unterstützen kann, wenn Sie Inspiration brauchen, um aus einer festgefahrenen oder kräfteraubenden Situation wieder herauszufinden. Sollten Sie sich professionelle Hilfe wünschen, finden Sie Ansprechpersonen in Ihrer Nähe bestimmt auch über Empfehlungen und in jedem Fall übers Internet.

Wenn es für Sie möglich ist, tun Sie gut daran, weitreichende oder sogar lebensverändernde Entscheidungen in Krisensituationen nicht ohne Begleitung bzw. Feedback von anderen zu treffen. Manchmal hat es Jahre oder Jahrzehnte gedauert, ein entwickeltes oder übernommenes Verhalten zu erkennen – nehmen Sie sich jetzt die Zeit, die Sie brauchen, um es so zu verändern, dass es heute besser zu Ihnen passt.

Und nun zum Sex

Ob wir aus einem aufgeschlossenen, modernen oder aus einem eher konservativen Elternhaus bzw. Umfeld kommen: Wir haben unbewusst mitbekommen, wie zu Hause über Sexualität, Erotik,

Lust gedacht wurde – d. h. auch, dass wir unbewusst gelernt haben, wie Sex ist. Gut oder nicht, „normal“ oder nicht. Haben die Eltern einander im Alltag berührt und waren sie liebevoll zueinander? Haben sie direkt miteinander kommuniziert, miteinander geflirtet und gelacht oder sind sie einander ausgewichen? Ob die Dinge ausgesprochen wurden oder nicht, wir haben mit Sicherheit registriert, was unsere Mutter über unseren Vater gedacht hat, wie unser Vater unsere Mutter gesehen hat. Vielleicht war die Stimmung, in zwei Patchwork-Elternhäusern, auch völlig unterschiedlich. Eine derartige Situation kann unter Umständen ein großes Glück sein, weil wir dadurch erleben und sehen können, dass es nicht nur eine richtige Variante gibt.

Ob die „Regeln“, die wir in der Kindheit erfahren haben, zu uns passen oder ob sie uns heute eher einschränken, ist eine wichtige Frage. Die eigene Sexualität ist generell für viele immer noch ein großes Tabuthema. Aufgeklärt wurden wir vielleicht kurz in der Schule, wenn wir Glück hatten, haben wir zu Hause oder über Freunde ein bisschen mehr erfahren, vielleicht haben uns auch „Dr. Sommer“ oder YouTube einiges erzählt.

Wir haben möglicherweise einiges über Geschlechtskrankheiten, Verhütungsmöglichkeiten, Perversionen, vielleicht auch über Gewaltprävention gehört – das alles ist wichtig, aber für einen „Unbedarften“ auch sehr abstrakt. Die intensive Beleuchtung der „belastenden Aspekte der Sexualität“ kann unter Umständen Ängste schüren – vor allem, wenn wir hören, was wir alles verhindern sollen: Krankheiten, Schwangerschaften, unnötige Provokationen der Männer etc.

Wie kann man so lernen, sich fallen zu lassen, selbstbewusst zu probieren, zu genießen, zu spielen und zu vertrauen?

Sexuelle Kompetenz ist ein Leben lang erweiterbar

Wir glauben oft, nach „(pornografischen) Normen" funktionieren zu müssen. Natürlich kann das inspirierend sein, aber unter Umständen bringt es uns auch weit weg von unseren ureigenen Wünschen. Viel schöner wäre es doch, selbstbewusst eine gesunde Interaktion und sexuelle Kommunikation zu kreieren, also ein lustvolles Spiel mit jemand anderem zu genießen, abseits der puren Befriedigung unseres Sexualtriebes.

Viele Frauen haben keinen positiven und natürlichen Zugang zu ihren Bedürfnissen, sie sind verunsichert, weil alles ein bisschen unklar und „verborgen" zu sein scheint. Ich hoffe sehr, Sie konnten trotz des Überangebots an sexuellen Zerrbildern für sich herausfinden, wie Sie Ihre Sexualität persönlich gestalten wollen. Ich wünsche Ihnen, dass Sie lustvolle Erlebnisse haben, dass Sie wissen, wie Sie mit Ihren vielleicht teilweise überwältigenden Gefühlen oder Gelüsten umgehen, wie Sie Ihre Lust steigern, wie Sie verführen können. Und ich wünsche mir, dass wir uns alle sexuelles Wissen, Lust- und Verführungskompetenzen ganz selbstverständlich aneignen können und dass wir dabei achtsam mit unseren Befindlichkeiten und Bedürfnissen umgehen. Schön wäre es, wenn die sexuellen Handlungsspielräume Erwachsener so gefördert werden, dass sich gesunde, lebendige Sexualität ein Leben lang entfalten kann, dass sie so gelebt wird, wie sie uns guttut.

Sexualität begegnet uns heute allerorten. Aber oft hat das alles gar nichts mit uns, unseren Gelüsten, Bedürfnissen, Meinungen und Wünschen zu tun. Es lenkt uns unter Umständen gut davon ab, uns selbst zu spüren und zu leben. Die Sexualität der Werbung und der Medien möchte überwiegend Normen suggerieren, die wir kaum erfüllen können – ohne diverse Hilfsmittel, die wir bitte kaufen sollen.

Was also denken wir Frauen?

Im Frühjahr 2018 habe ich zwei kleine Online-Umfragen durchgeführt, an der jeweils ca. 250 bis 290 Frauen im Alter zwischen 20 und 76 Jahren teilgenommen haben. Diese Umfragen waren nicht gesponsert und dienten ausschließlich den Vorbereitungen für dieses Buch. 36 Prozent der Frauen sagten, ihr Körper sei nicht sexy, weiblich oder jung genug, ca. 15 Prozent hatten Angst, ihre Lust zu zeigen, weil man sie sonst als „Schlampe“ verurteilen würde, und über 19 Prozent glaubten, dass das sexuelle Verlangen mit den Jahren aufhöre. Noch gut sieben Prozent vermuteten, dass er gehen würde, wenn sie beim Sex nicht machen würden, was er wolle. Ich denke, diese Prozentsätze sind vermutlich deutlich „positiver“ als im breiten Bevölkerungsdurchschnitt, trotzdem zeigen sie Tendenzen.

Andere Glaubenssätze und Meinungen, die genannt wurden, hießen zum Beispiel: Es gehört sich nicht, zu zeigen, was einen erregt, er muss unbedingt einen Orgasmus bekommen, meiner ist nicht so wichtig, ich habe Angst, die Kontrolle zu verlieren, wenn ich mich zu sehr fallen lasse, ich wurde katholisch erzogen und empfinde ein großes Schuld- und Schamgefühl, ich muss immer kommen, damit es ihm gefällt, ich rieche vielleicht nicht gut, ich habe Angst, die Kontrolle zu verlieren, wenn ich mich zu sehr fallen lasse, ich mag nicht, dass er mich leckt, ich bin ja schmutzig da unten.

Was macht es mit uns Frauen, wenn wir so denken bzw. agieren? Wie geht es Ihnen, wenn Sie in die Meinungen anderer Frauen eintauchen? Sorgen solche Gedanken für Lust auf Sinnlichkeit, Erotik und ein freies, guttuendes Miteinander? Wohl eher nicht. Auch wenn diese Verunsicherungen und Ängste sehr menschlich sind – unsere Wahrnehmung fokussiert sich genau darauf. Wir finden quasi immer Bestätigung, weil wir anderes rundherum gar nicht mehr bemerken. Haben Sie ähnliche Sätze in Ihrem Kopf oder gehören Sie zu den Frauen, die freier sind? Im Praxisteil finden Sie Anregungen, die Sie auf neue Gedanken bringen können.

Warum eigentlich delegieren viele Frauen die Verantwortung gerade für ihr Sexualleben gerne an den Mann bzw. die Männer? Weil wir uns mit unserer Lust nicht zeigen dürfen?

Was wird uns vorgelebt? Woran orientieren wir uns?

Wenn wir weiterhin alles glauben, was uns die Medien suggerieren, leben wir in der „Pseudo-Perfektionsblase" des Konsums, die uns vorgaukelt, dass wir uns gute Gefühle, Wohlbefinden und Schönheit kaufen können. Auf all diese Verführungen springt unser inneres Belohnungssystem an. Weil unsere Zeit stets knapp ist, sollen auch Belohnungen rasch verfügbar sein. Die vermeintliche Zeitknappheit, die uns im Sinne der Wirtschaft halbwegs „funktionieren" lässt, kann uns jedoch immer weiter von unseren Bedürfnissen wegführen.

Mit einer „Wisch-und-weg"-Einstellung werden sogar Beziehungen zur „Dienstleistung" degradiert, die gewisse Kriterien erfüllen muss. Sexualität ist dann zu oft einfach ein Teil der „Vereinbarung". Viele machen sich nicht mehr die Mühe, jemanden mit all seinen Schichten wirklich kennen zu lernen, sondern glauben gleich, Bescheid zu wissen: Es wird „eh wieder nix". In jedem Fall muss es schnell gehen, weil wir ja davon überzeugt sind, keine Zeit zu haben. Eigenheiten, Andersartigkeit und vermeintliche Makel passen nicht ins perfekte Bild, weil sich der Mensch gerne mit Gleichgesinnten umgibt. So wird die eigene Lebenseinstellung nicht hinterfragt, wir fühlen uns gestärkt und vermeintlich sicher.

Weil wir gerade beim Thema Fremdbestimmung sind: Auch Sprache kann sehr determinierend sein. Das Wort Scham findet sich seltsamerweise auch in den Bezeichnungen für unsere Geschlechtsorgane – insbesondere bei uns Frauen. Wir bleiben dabei und fügen – rein akustisch – ab jetzt einen Buchstaben hinzu. Spüren Sie hinein: Wie ist es, wenn Sie an Ihre Charmelippen denken statt an Ihre Schamlippen? Es macht doch gleich einen kleinen Unterschied, finden Sie nicht?

Was wäre, wenn das alles – und viel mehr – gar nicht stimmt?

Was würde passieren, wenn Sie für sich herausfinden können, was Sie persönlich wirklich benötigen, um sich sicher, frei und gut zu fühlen – und darauf aufbauend dann wirklich frei und lebendig leben könnten? Was wäre, wenn sich jemand gerade wegen Ihrer vermeintlichen Makel genau Sie aussucht, weil gerade Sie die richtige sind? Erinnern Sie sich an Cindy Crawford und ihr Muttermal? Zu Beginn ihrer Modelkarriere sagten ihr alle, sie müsse es wegnehmen lassen – letztendlich wurde es ihr Markenzeichen. Vermutlich wäre sie ohne diesen „Makel“ nie so berühmt geworden.

Viele Frauen genießen und gestalten – werden wir mehr

Bei meiner kleinen Umfrage kam übrigens auch heraus, dass es sehr wohl Frauen gibt, die sagen: Ich habe den besten Sex, den ich mir wünschen kann (was auch immer das genau bedeutet), Sex macht mich schöner und jünger, Sex mit dem richtigen Partner ist genial, Sex mit meinem Freund ist für mich sinnlich und anregend – auch wenn einer von uns nicht zum Orgasmus kommt, ich genieße Sexualität gerne auch allein, wenn mein Partner nicht so viel möchte wie ich – oder wenn ich gerade in keiner Beziehung bin, es ist wichtig, dafür zu sorgen, dass man bekommt, was man braucht und will.

Es ist wirklich nie zu spät, die eigene Sexualität zu erforschen und zu entwickeln, sodass sie immer lustvoller gelebt werden kann. Wir starten dabei alle von unterschiedlichen Punkten, je nachdem, welche Einstellung wir zur Sexualität entwickeln durften und konnten.

Eine Klientin, Mitte 50, nennen wir sie Elisabeth, kam kurz vor dem Ende ihrer langjährigen Ehe in meine Praxis. Aus diversen Gründen bereitete es ihr einen großen emotionalen Leidensdruck, die Ehe verlassen zu müssen. Ich durfte sie durch die Trennungsphase hinein in ein eigenständiges Leben begleiten. Zu Beginn unserer Gespräche war Sexualität kein Thema, die Wiedererlangung der räumlichen, sozialen und emotionalen Autonomie war viel wichtiger. Erst Monate nach der Trennung bzw. Scheidung kam das Thema auf. Sexualität hatte für Elisabeth schon lange nicht mehr stattgefunden, obwohl sie viele Jahre ihres Lebens als lustvolle Frau erleben konnte. Elisabeth vermutete, ihre Lust sei einfach verschwunden, das sei eben so in ihrem Alter, sie hätte auch kein Bedürfnis mehr, sich selbst zu befriedigen, nichts. Gleichzeitig jedoch vermisse sie die Zeit „damals".

Mithilfe diverser Anregungen, viel Geduld sowie gezielter Körperarbeit eroberte sich Elisabeth Ihre Sexualität ganz behutsam wieder. Sie begann mit sich selbst zu spielen, zu probieren, was sie erregt, ein Orgasmus kam erst nicht leicht. Nach einiger Zeit war sie jedoch so weit und wollte jemanden kennen lernen, mit dem sie Sex haben konnte – vorerst nur Sex und keinesfalls eine Beziehung. Dank Tinder fand sich recht rasch ein Mann, der ihr gefiel. Das Ende war von vornherein klar, er hatte nur einen Monat beruflich in ihrer Heimatstadt zu tun. Man hatte keine gemeinsame Muttersprache, eine „Liaison auf Englisch" und eine klar abgegrenzte Zeit – das war genau richtig und half dabei, nicht gleich wieder über das große Ganze nachzudenken.

Der Mann war attraktiv, intelligent, charmant, ein südländischer Typ und auch ihm war ein genussvoller Abend im Restaurant als erstes

Vorspiel gerade recht – er hatte Lust auf sie und zeigte sein Begehren dezent, aber deutlich. Auch Elisabeth wollte mehr – ein Gefühl, das sie jahrelang nicht mehr gehabt hatte. Zwei Wochen und eine weitere Nacht mit diesem Mann später kam sie wieder zu mir in die Praxis und schwärmte: Sie habe gar nicht mehr gewusst, wie es sei, wenn ein Mann sich um ihre Lust bemühe, hingebungsvoll und fordernd. Er habe sie relativ rasch zu einem Orgasmus massiert und geleckt. Sie hätte wirklich vergessen gehabt, dass sie eine begehrenswerte Frau sei – dieses Gefühl war auch während ihrer Ehe schon sehr lange nicht mehr da gewesen. Nach Jahren hatte sie wieder Geschlechtsverkehr gehabt. „Erst war ich voller Angst, dann war alles ganz selbstverständlich und lustvoll!“ Elisabeth war so erregt gewesen, dass sie sogar gleich noch einmal kommen konnte. Die absolute Krönung für sie war, umarmt einzuschlafen, auch diese körperliche Nähe hatte sie schon ewig nicht empfunden. Bewusst genoss sie jedes einzelne Treffen mit diesem Mann. Nie gab es nur eine schnelle Nummer, immer einen wundervollen Abend, der mit Kultur oder kulinarischen Genüssen begann, beide brauchten das „Sich-aufeinander-Einschwingen“ als Vorspiel. Beim letzten Treffen liebten sie sich besonders hingebungsvoll und nahmen so Abschied voneinander. Elisabeth wusste, sie war „wieder dabei“. Sie war glücklich, vorübergehend jemanden gefunden zu haben, der sie an ihre Lust, ihr Frausein, ihre Beziehungswünsche, ihre Bedürfnisse nach Nähe erinnerte. Inzwischen will sie auch mehr – nämlich sich wieder ganz einlassen. Sie träumt von einer Liebesbeziehung mit einem Mann, der in ihrer Nähe wohnt und mit dem sie viel mehr als nur schöne Abende mit Sex erleben kann.

Mit diesem Beispiel möchte ich Frauen dazu ermutigen, ihre sexuellen Bedürfnisse lustvoll und in ihrem eigenen Tempo zu erforschen, sich in einem sicheren Umfeld ehrlich zu zeigen, um möglichst viel von dem zu erleben, was ihnen guttut. Wir können jederzeit beginnen, uns dorthin zu bewegen, wo wir eigentlich sein wollen – und auf diesem Weg aus den vielen Möglichkeiten das für uns Passende auswählen. Bleiben Sie wachsam und neugierig, die sexuellen und erotischen Bedürfnisse verändern sich ein Leben lang und warten oft nur darauf, wieder wachgeküsst zu werden.

Was, wenn es normal ist, dass frau ihre lustvolle Seite genießen will und sie auch lebt?

Wir sind „wahrnehmungsbegabt“

Viele Kommunikationsgurus sagen, Kommunikation bestehe nur zu ca. sieben Prozent aus dem gesprochenen Wort, der „Rest“ sei Mimik, Gestik, Körperwahrnehmung, Stimme – und „Stimmung“, also das, was wir mit all unseren Sinnen mehr oder weniger spüren.

Wir verfügen zwar über die fünf „anerkannten“ Sinne, sind also in der Lage, zu sehen, hören, spüren, riechen und zu schmecken, unser Empfinden kann jedoch sehr unterschiedlich sein. Manche nehmen mehr optische Details wahr, andere hören feinere Töne … Es gibt auch Menschen, die haben scheinbar mehr als fünf Sinne zur Verfügung. Ich denke, auch in der Sinneswahrnehmung sind wir grundsätzlich viel begabter, als wir üblicherweise „ausleben“ – diesen Feinsinn zu kultivieren, wurde uns nur leider nicht beigebracht, sondern gerade zu abtrainiert.

Kommunikation abseits der Worte

Die Hirnforschung hat herausgefunden, dass wir von den rund elf Millionen Bit an Informationen, die in einer Sekunde auf uns einprasseln, lediglich 40 Bit bewusst wahrnehmen. Es gäbe also sehr viel Spielraum, um den eigenen Blickwinkel zu weiten, zu schärfen und zu verändern. Denken Sie nur daran, was Sie alles instinktiv erfassen, wenn Sie in einen Raum kommen. Sie fühlen sich dort sofort wohl (oder unwohl), weil Sie spüren, welche Stimmung gerade in der Luft liegt.

Im Alltag stoßen wir oft genau auf das, was wir gerade suchen oder aber vermeiden wollen, also auf das, worauf wir unseren Fokus legen. Möchten Sie keine Grippeviren abbekommen, sehen Sie an jeder Ecke einen verschnupften Menschen. Möchten Sie hingegen Ihre Gesundheit stabilisieren und fördern, so suchen Sie nach Möglichkeiten dafür, bewegen sich vielleicht mehr oder ernähren sich gesünder. Was suchen Sie? Sehen Sie, wenn Sie alleine und traurig sind, nur fröhliche, lachende Menschen? Sind Sie schwanger oder wollen Sie schwanger werden und haben Sie das Gefühl, nur Babys zu sehen?

Die durch Erziehung, Erfahrungen und die Gesellschaft geformten Prägungen, nach denen wir leben, und die Menschen, mit denen wir uns umgeben, setzen uns eine „Brille" auf: Wir glauben, dass die Welt ist, wie wir sie sehen, dabei haben wir sie nur durch diese Brille betrachtet.

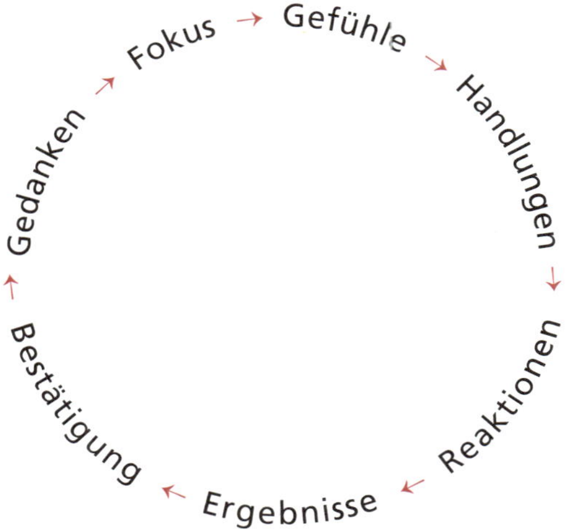

Die Welt ist so, wie wir sie denken.
Das klingt seltsam?

Wenn das Leben zu sehr fordert: Gespräche statt Pillen

Lustpillen versprechen Lust auf Knopfdruck – in einer Welt, in der alles nach Wunsch konsumiert werden will. Aber: Es gibt es auch andere Wege, die viel natürlicher und nachhaltiger unterstützen.

Die Lust „aufwecken“

Bernd und Marie sind seit langem und gerne ein Paar. Erotik und die Lust auf Sex sind über die Jahre allerdings eingeschlafen. Nun suchen sie neue Wege, denn eigentlich haben sie schon „Lust auf Lust“. Bevor sie sich dafür entscheiden, rosa und blaue „Lustpillen“ einzuwerfen, probieren sie alles Mögliche aus, bleiben aber ohnmächtig in der Problemstellung stecken. Schließlich „landen“ sie in der Sexualberatung.

Biografie der Lust und eine Erkenntnis

Dort finden Marie und Bernd die Möglichkeit, über die Entwicklung ihrer Sexualität nachzudenken und darüber zu sprechen: Damals war es ja wirklich der Himmel auf Erden, Sex hat einfach funktioniert und meist großen Spaß gemacht – er hat ganz einfach gutgetan! Vorerst wissen sie nicht, wo und wann die Lust verloren ging. Was sie aber wissen: Sie möchten gerne wieder miteinander. Ja, natürlich sind sie ein paar Jahre älter, aber sie finden einander nach wie vor anziehend.

Stück für Stück rollen sie ihre gemeinsame sexuelle Entwicklung auf und merken dabei, dass es prägnante Erlebnisse gab, die darauf entscheidend eingewirkt haben: Schwangerschaften, Krankheiten,

Jobwechsel, Todesfälle und Geldsorgen. Sie alle haben sich „auf die Lust geschlagen". Marie und Bernd erkennen, dass keinen von ihnen „die Schuld trifft", sondern dass das Leben manchmal ganz einfach zu fordernd ist. Und diese Erkenntnis tut beiden gut.

Ehrliche Gespräche

Plötzlich ist die Schwere weg – sie können sich wieder sehen und spüren, sie können ganz ehrlich über ihre Sehnsüchte und Bedürfnisse, Phantasien und Grenzen, ja auch über ihre Ängste sprechen. Im Laufe der Zeit erkennen Bernd und Marie auch, dass es Situationen gegeben hat, in denen sie einander verletzt und sich zurückgezogen haben, auch wenn keine böse Absicht dahinter lag. So blieb irgendwann nur wenig vom Sex übrig – und auch das schlief ein, denn befriedigt hat es beide nicht.

Ein fixer Platz im Leben

Erst jetzt können sie nach vorne schauen – und das voller Vorfreude. Bernd und Marie finden Inspirationen und lernen einander neu kennen. Die Vertrautheit hilft und gibt Mut, sich wieder aufeinander einzulassen, hinzuschauen und auszuprobieren. Sie haben nichts zu verlieren, sie können nur gewinnen. Ganz bewusst nehmen sie sich Zeit für ihre Sexualität. Stück für Stück „üben" sie Verführung und Hingabe, zu überraschen, zu spielen, auszuprobieren. Mit der Sicherheit kommt auch die Leichtigkeit. Nach einiger Zeit ergibt sich ganz einfach befriedigender Sex, immer wieder auch ganz spontan: Die Sexualität hat sich wieder einen fixen Platz im Leben von Marie und Bernd erobert.

Sexualität als Kommunikation

Schon in einer „normalen", also nicht intimen Kommunikation spielen ganz viele Faktoren mit, die eine essenzielle Wirkung auf uns haben – mehr als wir landläufig glauben. Sexualität ist eine natürliche Art der Kommunikation, an der all unsere Sinne noch intensiver beteiligt sind, wir wollen schließlich sinnliche Erlebnisse, die uns möglichst angenehm berühren und erregen.

Das Schöne ist: Wir können unsere Wahrnehmung schulen, uns unsere Einstellung bewusst machen und vielleicht in eine wohltuende Richtung verschieben. Manchmal braucht es dazu etwas Übung, im Praxisteil finden Sie hierzu einige Anregungen.

Wir schämen uns

Machen wir hier einen der wichtigsten jener Punkte fest, die uns entscheidend einbremsen können. Viele der uns einengenden Glaubenssätze (siehe Seite 56) basieren auf dem Gefühl der Schuld und Scham. Frauen zweifeln so oft an sich selbst: Wir schämen uns, sind befangen oder verlegen. Vielleicht weil wir uns „fremdschämen", also gelernt haben, die Fehler der anderen mittragen zu müssen, vielleicht, weil wir gezeigt haben, was wir uns wünschen, und der andere uns das nicht geben wollte oder ein Machtspiel daraus gemacht hat, vielleicht, weil wir glauben, irgendwelchen „Normen" nicht zu entsprechen ... Es gibt die vielfältigsten Gründe. Die Natur hat uns alle unterschiedlich gemacht, wie glücklich wären wir, wenn wir diese Unterschiedlichkeit in ihrer bunten Vielfalt leben könnten? Schließlich finden wir ja auch verschiedene Menschen attraktiv. Stellen Sie sich vor, keiner würde mehr für Brad Pitt schwärmen, weil es für alle nur mehr Justin Bieber gäbe. Oder stellen Sie sich vor, alle möchten nur Sie. Lassen Sie sich das einmal auf der Zunge zergehen: ALLE wollen nur SIE – niemand mehr Ihre beste Freundin, Ihre Nachbarin, Ihre Kollegin. Schrecklich, oder? Es ist doch sehr gut und sinnvoll, dass Geschmäcker und Besonderheiten, Äußerlichkeiten, Bedürfnisse und Vorlieben individuell sind, finden Sie nicht?

Fakt ist dennoch: Es gibt wohl keinen anderen Lebensbereich, in dem wir uns schneller schämen als in der Sexualität. Und so versuchen wir, diese nackten, intimen Momente, die so nährend und innig sein könnten, mit vermeintlicher Coolness oder Moral zu übertünchen. Das Traurige ist, dass wir dabei bewerten, vor allem auch uns selbst, dass wir uns klein machen, verunsichern, verletzen und abgrenzen, was uns letztlich daran hindert, frei zu probieren und zu gestalten.

Selbstachtung statt Scham

Sexualität ist neben unserer Arbeit und unseren engsten Beziehungen sicherlich die stärkste Quelle unserer Selbstachtung. Gerade wir Frauen sollten aufpassen und schauen, was uns in dieser Hinsicht mitgegeben wurde. Ob Sie zu einer Generation gehören, der mit strenger Moral vermittelt wurde, dass lustvolle Sexualität eine Frau abwertet, oder ob Sie zur sogenannten Generation Porno gehören, die gelernt hat, dass frau am besten alles mitmacht und dabei auch noch lustvoll stöhnt – meist wird uns suggeriert, dass die weibliche Sexualität männlichen Bedürfnissen zu dienen hat. Das sitzt ganz tief in uns drinnen.

Wenn wir in der Sexualität unsere eigenen Grenzen missachten und unsere innigsten Bedürfnisse übergehen bzw. die von „außen" gesetzten Moralgrenzen überschreiten, schämen wir uns oft sehr. Wenn wir „es tun", in welcher Form auch immer wir uns mit „dem da unten" befassen, können ganz viele Mythen und Klischees mit uns im Bett liegen – oder wo auch immer Sie das Vergnügen haben.

Sandra Konrad meint, dass bei jüngeren Frauen die Lust des Partners vor der eigenen stünde, auch wenn sie offener über ihre sexuellen Erfahrungen sprechen würden. Sex ohne Intimität, also sogenannte „Freundschaft plus", sei weit verbreitet. Dabei habe die „neue Frau" so zu sein wie der „alte Mann" – und zwischen Gefühlen und Sex eine feinsäuberliche Trennlinie zu verlaufen. Ältere Frauen würden ihre Wünsche und Grenzen selbstbewusster vertreten – verliebten sie sich aber neu, dann würden auch sie sich erst einmal der Norm unterwerfen.

Es schämen sich übrigens nicht nur Frauen, auch Männer tun das. Sie schämen sich aber nicht, wie Frauen, wegen ihrer Lust und Wildheit, ihrer Offen- oder Direktheit, sondern eher wegen ihrer Unsicherheiten, ihrer Ängste oder Gefühle. Viele Menschen, egal welchen Geschlechts, schämen sich auch ihrer „wahren" Phantasien und verstecken diese: Wenn er oder sie wüsste, was ich wirklich denke, was mich wirklich antörnt, wovon ich wirklich träume, würde mich das zu angreifbar machen Und damit ist freier, lustvoller Sexualität der Riegel bombenfest vorgeschoben. Schade darum.

Hieran können wir gut erkennen, dass wir uns – egal, welchem Geschlecht wir angehören – gar nicht so unähnlich sind. Wir sind jedoch ständig aufgefordert und versucht, spezifische Geschlechterrollen zu erfüllen, die uns vielleicht gar nicht entsprechen, anstatt authentisch zu sein und uns individuell und geschlechtsunabhängig zu fördern. Wir sind doch alle menschliche Wesen, so wunderbar unterschiedlich und doch so ähnlich. Es gibt sie nicht, die eine richtige Sexualität. Doch es gibt Spielvarianten und Möglichkeiten, die Ihnen guttun, Spaß machen, zu Ihrer aktuellen Situation passen und vielleicht auch Ihre „mitgegebene" Scham heilen. Das Schöne ist: Wenn Sie sich bewusst machen, dass Sie wirklich Gestaltungsspielraum haben, können Sie Ihr Lieben und Leben so verändern, dass es wieder Freude macht. Voraussetzung ist allerdings, dass Sie sich ein bisschen Zeit geben und geduldig sind, am besten so liebevoll mit sich umgehen wie mit Ihrer liebsten Freundin oder Tochter. Sie könnten heute und hier erste oder weitere Schritte setzen, Ihre Sexualität neu zu definieren. Üben wir die Offenheit! Machen Sie mit?

Über Jahrtausende hätte eine teuflische Kombination das Leben der Menschen bestimmt: religiöse Heuchelei und strenge soziale Kontrolle. Das habe uns in Bezug auf unsere Sexualität zutiefst verunsichert und mit Schuldgefühlen belastet, schreibt Alain de Botton in „Wie man richtig an Sex denkt".

Mit Neugierde auf sich selbst einlassen

Jede einzelne Frau ist eingeladen, ihre ureigene, für sie passende Form der Sexualität behutsam zu entdecken und mit wohltuenden Spielgefährten zu erleben bzw. zu feiern. Für eine stimmige Sexualität – mit anderen oder auch mit sich selbst – braucht es Mut, um neugierig zu sein und sich zu zeigen, Ehrlichkeit und viel Achtsamkeit.

Auf der einen Seite fühlen wir uns gerne sicher und wiederholen deshalb Bewährtes, vielleicht wollen wir uns mit dem, was wir so gut kennen und können, sogar in Richtung „Expertentum oder Meisterschaft" weiterentwickeln. Auf der anderen Seite sehnen wir uns gerade nach dem Unbekannten, Überraschenden, das uns so lebendig macht. Mit Gelassenheit, Geduld und Aufmerksamkeit, sich selbst und dem anderen gegenüber, kann man sich immer wieder ausprobieren. Was zu einem bestimmten Zeitpunkt passt und zutiefst befriedigt, kann ein anderes Mal nicht das Richtige sein. Spüren Sie in sich hinein und fühlen Sie, was genau Sie in dieser Situation möchten, kommen Sie mit Ihrem Körper in Einklang und lassen Sie sich von ihm führen.

Sichtweise, Entscheidung, Haltung, Fokus

Am Anfang braucht es manchmal Mut und einen klaren Blick sowie eine echte Entscheidung, damit es mit der Zeit gut wird.

Manches im Leben können wir nicht verändern. Schön, wenn wir erkennen, was sehr wohl in unserem Wirkungskreis liegt. Uns bewusst dem zentralsten Punkt unseres Lebens zu widmen, nämlich uns selbst, dafür können wir uns jederzeit entscheiden. Darf das sein? Vielen von uns wurde von klein auf „eingeimpft", nicht egoistisch zu sein, zuerst an die anderen zu denken etc. Vermutlich haben auch Sie schon den einen oder anderen diesbezüglichen Satz gehört. Wie wäre es, wenn wir mit uns unterstützend und mitfühlend umgehen wie vielleicht mit einer besten Freundin? Wie wohltuend wäre es, wenn wir ganz selbstverständlich darauf achten würden, was wir mögen und brauchen? Entspanntheit und Wohlwollen sind die besten Voraussetzungen für eine gesunde Lebenseinstellung – gerade auch in der Sexualität.

Anregung für einen wohltuenden Blickwinkel

Aus welchem Blickwinkel betrachten wir uns selbst? Sehen wir uns – und andere – mit all den vielen wunderbaren Seiten und liebenswerten Besonderheiten? Sehen wir eher unsere Ecken, Kanten oder unsere „Schwachstellen“? Gesellschaft und Bildungssystem sind immer noch darauf ausgerichtet, schon im Kleinkindalter die vermeintlichen Schwachstellen ausfindig zu machen. Viel Aufmerksamkeit und Energie werden investiert, um damit das weniger Optimale oder sogar als mangelhaft Bewertete wenigstens durchschnittlich zu machen. Wer sagt, dass diese Bewertungen stimmen? Sind unsere „Mängel“ vielleicht nur ein kleiner Teil von uns, der uns besonders herausfordert und an dem wir echt wachsen können? Oder sind sie ein Teil von uns, der eigentlich nicht wichtig ist, uns aber von außen besonders bewusst gemacht wurde?

Wie wäre es, wenn wir von klein auf erlebt und bemerkt hätten, worin wir wirklich gut sind? Wenn wir uns mit Freude und Begeisterung entwickeln hätten können und wüssten, worin unsere Stärken liegen, worin wir vielleicht sogar außergewöhnlich gut sind? Dann wüssten wir automatisch auch, wo wir besser auf die Talente anderer vertrauen sollten, statt uns mit Dingen zu quälen, die uns nicht liegen? Wie wäre es, wenn unser Hauptaugenmerk mit aller Freude auf unsere Stärken und Leidenschaften gerichtet wäre – mit welchem Selbstverständnis und Selbst-bewusst-Sein könnten wir heute agieren? Wie wohl würden wir uns auch in unserem Körper fühlen?

Was, wenn wir unseren Körper lieben dürften, wie er ist?

Sie kennen vielleicht den wunderbaren Film „Embrace – Du bist schön“. Diese Dokumentation zeigt auf, dass ca. 91 Prozent aller deutschen Frauen mit ihrem eigenen Körper unzufrieden sind. Auch meine kleine Umfrage hat diese Tendenz bestätigt, hier waren 78 Prozent der Teilnehmerinnen unzufrieden mit ihrem Körper. Wie groß die Zahl auch immer sein mag, es sind auf jeden Fall sehr, sehr viele Frauen, die ihren Körper nicht so annehmen können, wie er ist.

Werbung und Modeindustrie suggerieren uns, wie unsere Körper auszusehen haben. Alleine in den letzten paar Jahrzehnten hat sich die ideale Frauenfigur immer wieder stark verändert: von stark kurvig mit schlanker Taille zu burschikos und kurvenlos, von viel zu wenig Busen (und wieder zurück), vom großen zum kleinen, knackigen Po usw. Die Schönheitsideale, die uns aktuell serviert werden, existieren real gar nicht, sondern sind durch Nachbearbeitungen am Computer entstanden. Auch wenn wir das fast alle wissen, wollen wir dem Ideal meist irgendwie entsprechen, wollen wir gefallen oder zumindest nicht völlig peinlich, d. h. aus der Norm gefallen herumlaufen. Wir „genügen" also nicht und sind damit lenkbar. Die großen, schlanken, meist blonden und vollbusigen Teenager mit superflachem Bauch, die derzeit das Ideal der Frau sein sollen, gibt es in der Realität relativ selten.

Können wir das Selbstoptimierungsprogramm ausschalten?

Den größten Druck machen wir uns aber oft selbst: Wir sehen nur die neuen Fältchen, aber nicht das bezaubernde Lachen, durch das sie entstanden sind. Manche Frauen unterwerfen sich einem ausgeklügelten, strengen und lustlos durchgeführten Selbstoptimierungs- bzw. Selbstgeißelungsprogramm. Es gibt niemanden, der so streng über uns urteilt, wie wir selbst. Selbstkritik macht Stress. Stress bedeutet sehr oft weniger Lust. Laut „Embrace" lässt die Hälfte aller Frauen in Deutschland „etwas machen" – auch im Intimbereich. Das Gute ist: Wir können selbst damit aufhören, wenn wir erkennen, wie wunderschön wir sind, und lernen, uns Schritt für Schritt mit einem liebevollen Blick und Selbstfürsorge anzunehmen (siehe Praxisteil).

Jede Vulva, jede Charmelippe, jede Vagina sieht anders aus

Wir alle sind Unikate. Und im Grund wollen wir, obwohl wir versuchen, dem gängigen Schönheitsbild zu entsprechen, auch besonders sein. So unterschiedlich unsere Gesichter und Fingerabdrücke, so unterschiedlich sind auch unsere Muschis und unsere Charmelippen. Es gibt helle, dunkle, große, schmale, rosige und braune, faltige und glatte usw. usf. Im Film „Embrace" oder auf der Plattform omgyes.com (Oh my God Yes!) können wir sehen, wie unterschiedlich unsere Vulven nackt aussehen und wie schön jede Einzelne von ihnen ist – weil sie eben zum gesamten Körper passt. Schade, dass auch hier der Trend in Richtung Uniformierung geht. Anscheinend ist niemand zu jung dafür, sich messerscharf anzupassen. Was, wenn der Modetrend umschlägt?

Verteilen Sie herzerwärmende Geschenke

Tendenziell sind wir mit uns selbst besonders streng – wie wäre es, wenn Sie sich im engsten Freundinnenkreis öfter sagen würden, was Sie aneinander schön finden? Was sinnlich und sexy an der anderen ist? Ist es das Lachen oder sind es die Augen? Finden Sie, Ihre Freundin hat einen sensationellen Po oder genau den Lippenschwung, den Sie besonders sinnlich finden? Machen Sie sich Komplimente!

Ich habe es in mancher Frauenrunde erleben dürfen, wie unfassbar herzerwärmend und schön es sein kann, einander offen und ehrlich ein positives Feedback zu geben. Da ist auch schon manche Träne der Rührung und Freude geflossen, sogar bei Worten von „fremden" Frauen, die uns womöglich gar nicht lieben, aber bewusst das Besondere in uns suchen. Wie schön, wenn wir plötzlich „mit einem liebevollen Blick" betrachtet werden, das tut unsagbar gut, macht zufrieden und heilt so mache Wunde.

Wenn Sie gerade hören dürfen, was eine Freundin an Ihnen besonders mag, so tun Sie sich bitte selbst einen großen Gefallen und suchen Sie nicht gleich nach dem Aber. Hören Sie einfach zu und sagen Sie dann danke. Punkt. Mit dieser einfachen Übung – die oft gar nicht so leicht fällt – kann es wirklich gelingen, einen wertvollen und positiven Impuls für einen frischen Blick auf das eigene Erscheinungsbild zu bekommen.

Den Blickwinkel verschieben

Sie erinnern sich? Wir nehmen nur einen äußerst geringen Teil (ungefähr 0,002 Prozent) aller Sinneseindrücke bewusst wahr, mehr kann unser Gehirn trotz all seiner Möglichkeiten nicht verarbeiten. Diese Zahl stammt aus der Hirnforschung, ich würde mich aber nicht daran festbeißen, denn wer weiß schon, was genau diese hundert Prozent ausmacht? Selbst, wenn man hier um eine oder sogar um drei Kommastellen korrigieren müsste, klar ist: Wir können die komplette Wirklichkeit einfach nicht sehen. Im Austausch mit anderen erweitern wir jedoch immerhin unsere Perspektive: Du siehst, was du denkst.

Es gib keine objektive Sichtweise, weil jeder Einzelne nur von seinem Blickwinkel aus erzählt. Üblicherweise sagen wir „objektiv" zu dem, was „normal" ist, also die Mehrheit macht und tut. Wer aber lenkt die Mehrheit? Wollen Sie ab jetzt auch aktiv einen Teil dazu beitragen, dass die Mehrheit der Frauen sich selbst und ihr Aussehen, ihr Alter und ihren Körper lieben lernt? Damit mehr von uns in der Lage sind, die strahlend schönen Wesen, die wir sind, zu sehen? Es könnte so einfach sein, verschenken wir doch ehrliche Komplimente, wo es geht.

Mehr Liebe in der Selbstwahrnehmung

Gehen wir einmal davon aus, dass in Ihnen auch eine lustvolle, sinnliche, selbstbewusste, erotische und begehrenswerte Frau steckt, eine die sich gerne dem Flirt, der Verführung und dem Liebesspiel hingibt. Eine Frau, die auch immer wieder das Spiel zwischen Hingabe und Führung gestaltet, eine Frau, die gerne genießt. Wie wurde und wird dieser Anteil Ihrer Persönlichkeit entwickelt, wie gestärkt und wie jetzt gefüttert? Wer schenkt diesem Teil Aufmerksamkeit? Sie selbst? Probieren Sie bitte, wie ist es, wenn Sie sich selbst verwöhnen, mit Aufmerksamkeit, einem liebevollen Blick, Ermunterung und Motivation.

Ertappen Sie sich beim Urteilen und Bewerten? Viele von uns sind mit „Mängellisten" groß geworden, das ist gar nicht ungewöhnlich. Aber was macht uns wirklich aus? Die Beziehung zu uns selbst, auch die sinnliche, erotische, können wir jederzeit verändern und verbessern. Bleiben wir liebevoll wachsam, sonst sind wir rasch wieder bei den alten Mustern und Beziehungen und dem vertrauten, oft destruktiven Verhalten.

„Finde Frieden mit dir und deine ganze Welt wird friedvoller. Liebe dich mehr und deine Mitmenschen werden dir liebevoller begegnen oder deine Realität verlassen. Warte nicht auf die Belohnung der Welt. Komm nach Hause. Hab dich heute lieb. Genau so, wie du bist."

Veit Lindau

Wenn Sie sich selbst liebenswerter und sinnlicher fühlen, strahlen Sie dies auch aus. Sie werden entsprechendes Feedback bekommen, lassen Sie sich überraschen. Menschen zieht es immer dorthin, wo Lebendigkeit und Freude sind.

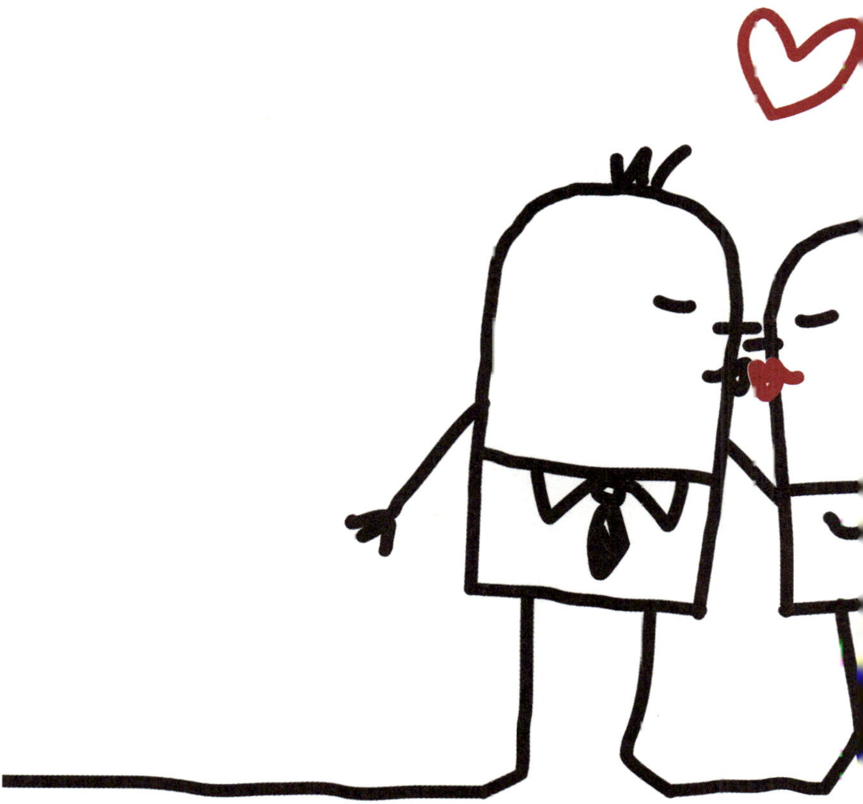

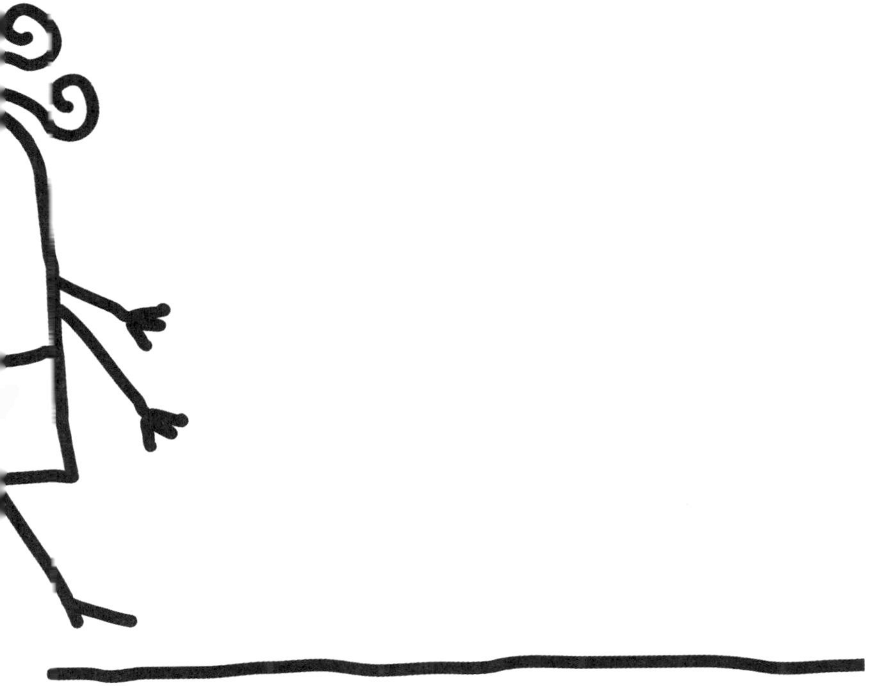

Ich mach mal statt „Mach mal!"

Fakt ist, solange Sie (er-)warten, dass jemand anderer etwas verändert, Sie endlich richtig wahrnimmt oder berührt, solange Sie warten, bis er oder sie in Ihr Leben tritt, damit es endlich losgeht – solange sind Sie nicht frei, um selbst für Ihr Wohlbefinden Verantwortung zu übernehmen, und strahlen unbewusst Bedürftigkeit aus. Auch wenn es in unserer Gesellschaft weit verbreitet ist, zu glauben, dass jemand anderer für unser Glück verantwortlich ist – richtig attraktiv und sexy ist das nicht. Spüren und verwöhnen Sie sich, Sie sind ja tatsächlich die allerwichtigste Person in Ihrem Leben. Auch und gerade, wenn Sie in einer lustlosen Phase sind, kann es sein, dass Sie besonders gut spüren, was Ihnen fehlt, welche Sehnsüchte unerfüllt sind, was Sie antreibt. So können Sie diese Situationen wie einen Kompass nützen.

Jetzt geht es um Ihre Lust auf Sinnlichkeit, Erotik und Sexualität. Sind Sie bereit, Ihre gewohnte Komfortzone zu verlassen? Ohne etwas zu verändern, etwas Neues zu probieren oder etwas Vertrautes zu lassen, eine neue Haltung einzunehmen, gibt es immer nur das Alte. Wollen Sie losgehen? Erstmals oder wieder mit sich selbst entspannt und freudig, sinnlich und lustvoll Ihr Leben gestalten? Treffen Sie Ihre Entscheidung – ohne geht es nicht. Sie müssen dabei keinesfalls genau planen, denn dann würde wieder vor allem der Kopf regieren. Wichtig ist lediglich, dass Sie Ihren „logischen Kopf" wieder mit Ihren Träumen, Bedürfnissen und Sehnsüchten verbinden. Was auch immer Ihre Lustfaktoren, Phantasien und Erregungsmuster sind – nehmen Sie sich Zeit, mit den Anregungen und Einladungen zu spielen, sich zu besinnen, zu erkennen. Zu erforschen, wo Sie jetzt stehen und wie Sie sich selbst wieder näherkommen.

Wir können andere nicht verändern. Wir können nur damit beginnen, unsere eigene Rolle in dem Spiel neu zu gestalten.

Es ist wichtig, dass wir uns selbst gut spüren und umsorgen. Das heißt nicht, dass Sie niemanden mehr brauchen, ganz im Gegenteil. Wir Menschen – Ausnahmen bestätigen die Regel – sind und leben meist auch gerne in angenehmer Gesellschaft. Gemeinsam zu genießen ist unersetzlich. Wie heißt es so schön? Liebe und Freude sind die wenigen Dinge, die wachsen und mehr werden, wenn wir sie teilen und üppig ver(sch)wenden.

Natürlich möchten wir von anderen angeregt und glücklich gemacht werden – gerade auch in der Liebe, Sinnlichkeit und Sexualität. Liebevolle Berührungen sind Nahrung für Körper und Seele. Die Hormoncocktails, die vom Gehirn ausgeschüttet werden, berühren uns auf emotionaler, sozialer und kognitiver Ebene und können richtig gesundheitsfördernd sein. Dabei muss gar nicht immer Leidenschaft im Spiel sein. Massagen, Berührungen und Umarmungen von guten Freunden und anderen nahestehenden Menschen tun uns gut. Kinder wissen das meist instinktiv und suchen die körperliche Nähe. Mittlerweile gibt es Menschen, deren Job es ist, zu umarmen – eine tolle Sache, wenn niemand anderer da ist. Warum bauen Sie nicht einfach bewusst mehr Berührungen in den Alltag ein?

Haben Sie schon vom Rosenthal-Effekt gehört?

Der amerikanische Psychologe Rosenberg unternahm in den 1960er-Jahren einige Versuche: Schüler wurden willkürlich aus verschiedenen Klassen herausgenommen und dann neuen Lehrern in einem völlig anderen Umfeld als hochbegabte Kinder präsentiert. Die Leistungen und sogar der IQ waren bei vielen dieser Kinder nach einem Jahr deutlich und messbar angestiegen – sie hatten sich wirklich entfalten können, weil sie als besonders wahrgenommen wurden. Verblüffend, nicht?

Das würde also bedeuten: Alleine mit unserer Erwartungshaltung können wir Potenziale fördern oder hemmen. Wer in Ihrem Umfeld fördert Sie? Mit wem sind Sie in einem stärkenden, nährenden Austausch? Wer sieht Sie wirklich? Haben Sie einen Menschen, der Sie, falls Sie das wollen, als attraktive, begehrenswerte und erotische Frau wahrnimmt? Wenn Sie einen Partner haben, der zu oft darauf vergisst: Wie können Sie wieder auf sich aufmerksam machen, wie können Sie wieder verführen und sich verführen lassen? Anregungen dazu finden Sie im Praxisteil.

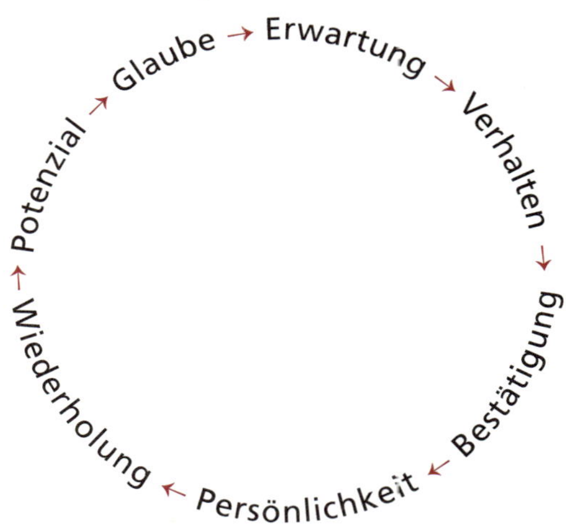

Holen Sie sich Unterstützung!

Wenn Sie sich selbst neu beleben oder erfahren wollen, achten Sie darauf, wer Ihnen in Ihrem Umfeld wirklich guttut, wer Sie stärkt und vielleicht auch als attraktive Frau wahrnimmt. Das können auch gute Freundinnen sein oder ein kleiner Flirt im Supermarkt. Tun Sie Dinge, die Sie noch nie oder schon lange nicht gemacht haben. Durch neue Menschen bekommen wir neue Inspirationen und werden – ähnlich wie beim Rosenthal-Effekt – neu wahrgenommen. In bestehenden Beziehungen braucht es die wirklich bewusste Entscheidung beider Partner, einander neu zu entdecken, den Willen, es sich und einander schön zu machen, aber auch Wachheit, Aufmerksamkeit und eine gesunde Portion Neugierde – oder glauben Sie wirklich, schon alles über ihn zu wissen?

Eine lebendige Beziehung zu leben bedeutet, dass wirklich beide ein gutes Miteinander möchten, daher bereit sind, sich wirklich auf den anderen zu beziehen und neugierig zu bleiben, dass sich beide klar dazu bekennen, den anderen bestmöglich zu fördern und in einem bewussten Austausch zu bleiben. Es heißt nicht, alles gemeinsam zu machen, ganz im Gegenteil.

Wir sind ja lebendige Wesen, das heißt, jeder von uns erlebt jeden Tag etwas Neues. Selbst im immer gleichen Job mit immer denselben Menschen passiert täglich Leben. Wir machen neue Erfahrungen, bekommen täglich neue Impulse. Wenn wir uns füreinander interessieren, kann es gar nicht langweilig werden. Wenn wir irgendwann aufhören zu fragen bzw. mehr nebeneinander als miteinander leben, gefährden wir die Spielräume der Lebendigkeit. In einem lebendigen Miteinander gibt es nicht immer ein liebevolles Miteinander, Harmonie oder eine Meinung. Vielmehr steht eine wache Auseinandersetzung im Fokus: Man bewertet nicht, sondern will mehrheitlich Lösungen und Wege finden. Entfaltung ist leichter möglich, wenn wir uns entspannen – unter Druck, Stress, ständiger Be- oder Überlastung, in existenzieller Angst „klappt" sie selten.

Wie erobern Sie die Verantwortung für Ihre Lust wieder zurück?

Mir kommt vor, je verzweifelter und gestresster wir die Lust suchen, umso weniger lässt sie sich finden. Da wir aber immer nur einen kleinen Ausschnitt als Wahrheit sehen – wie wäre es, wenn Sie sich vorstellen würden, dass die Lust sowieso immer da, aber gerade nicht sichtbar für Sie ist, weil Sie stets woanders hinschauen?

Aus welchem Blickwinkel, welcher Erwartungshaltung sehen Sie sich selbst, Ihren Körper, Ihre Sinnlichkeit, Ihre Sexualität? Was, wenn Ihre Sichtweise nicht die einzige Wahrheit ist? Ja, natürlich gibt es äußere Faktoren, die wir nicht vom Tisch wischen können. Wie kann beim Sex Lust entstehen, wenn die Energie im Leben knapp wird, weil die Herausforderungen des Alltags nichts übrig lassen? Wie kann die Lust wieder kommen, wenn die Kinder anstrengend sind, der Job uns fordert oder im nahen Umfeld jemand sehr krank ist? Auch, wenn es vielleicht provokant klingt, aber gerade, wenn es draußen richtig anstrengend ist, brauchen wir kleine Fluchten, die uns stärken und alles ein bisschen vergessen lassen. Ob das für Sie die Lust sein soll und kann, ist natürlich Ihre Entscheidung. Auch dazu finden Sie Anregungen im Praxisteil.

Was, wenn die Lust am Leben groß und das Leben schön ist, Sie aber keine Lust auf Sex haben? Oder wenn Sie große Lust auf Sex verspüren, aber kein Partner da ist? Wenn die Lust da ist, aber nicht auf den Partner (ein großes Tabuthema!)? Oder wenn die Lust gerade dazu reicht, sich selbst einmal rasch zu verwöhnen, während der Partner auf sexuelle Nähe wartet?

Möglicherweise ist Ihnen Ihr Partner auch schon sehr vertraut und Ihre gemeinsame Sexualität hat sich unbewusst auf den kleinsten gemeinsamen Nenner reduziert. Sie beide wissen, was der andere mag oder braucht, und gehen recht zielorientiert vor: Sie machen nur das und sonst nichts. In diesem Fall ist es am besten, Sie hören damit einfach einmal auf, dann können Sie sehr wohl einen anderen Blickwinkel einnehmen.

Vielleicht gibt es in Ihrem Leben auch einen ganz anderen Grund, warum die Lust weg ist. Im Praxisteil finden Sie eine Fülle von Anregungen, die darauf ausgerichtet sind, Ihre sinnliche Selbstwahrnehmung zu fördern, sodass Sie Ihre Lust gestalten können. Die schlechte Nachricht gleich vorneweg: Es gibt leider kein Patentrezept – was aber eigentlich gut ist, denn sonst wäre „alles immer dasselbe". Sprechen wir es klar aus: Die Lust bleibt weder nach der Einnahme einer Pille noch nach der „Erleuchtung" (Ich hab´s verstanden!) dauerhaft da. Sie möchte Aufmerksamkeit, Spiel, Gelegenheiten.

Emotionale Berührung beginnt bei uns selbst

Stellen Sie sich vor, Sie sind in der Natur unterwegs. Sie treffen Menschen, die Ihnen schöne Plätze zeigen, die Sie einladen, ein Stück des Weges mitzugehen. Sie sind neugierig und sammeln viele, überwiegend schöne Erfahrungen. Trotz dieser kleinen Umwege haben Sie Ihr eigenes Ziel immer vor Augen, finden alleine den Weg zurück, weil Sie instinktiv wissen, wohin es gehen kann. So schreiten Sie fröhlich und motiviert voran.

Doch dann, ganz plötzlich, stehen Sie vor einer Weggabelung und wissen nicht, in welche Richtung Sie weitergehen sollten. Vielleicht waren Sie in Gespräche verwickelt oder in Gedanken versunken, wollten zu viele andere Aufgaben erfüllen, sind zu sehr auf die Wünsche anderer eingegangen … Auf jeden Fall haben Sie Ihr Ziel aus den Augen verloren. Vielleicht haben Sie nicht ganz vergessen, warum Sie sich auf den Weg gemacht haben, aber jetzt im Augenblick fühlen Sie sich orientierungslos. Der Moment des Erkennens schmerzt. Niemand kann

Ihnen Ihren Weg zeigen. Aber fast jeder, dem Sie jetzt begegnen, lädt Sie ein, mitzukommen – seinen Weg mitzugehen. Da, wo Sie sind, gibt es auch kein Internet, Sie können keine App befragen, wie Sie nun ans Ziel kommen sollen.

Sie merken, dass Sie gerade ganz alleine dastehen. Das verwirrt Sie zwar noch mehr, aber gleichzeitig wird Ihnen auch bewusst, dass Sie in Wirklichkeit nur Ruhe brauchen, um sich sortieren zu können. Vielleicht erkennen Sie jetzt erst, wie oft Sie ohne innere Orientierung, ohne klare Haltung auf die Anforderungen des Lebens reagieren – statt selbst zu agieren und Schritte zu setzen.

Sie suchen sich einen Platz, an dem Sie durchatmen können, setzen sich und kommen erst einmal da an, wo Sie sind. Sie konzentrieren sich ganz auf sich und den Moment. Wie fühle ich mich jetzt? Wo bin ich gelandet? Vielleicht spüren Sie seit langem wieder einmal, wie es Ihnen geht. Weil Sie wissen, dass Sie noch genügend Wasser und Proviant haben, und weil allem Anschein nach auch das Wetter halten wird, haben Sie keine Angst. Sie gönnen sich eine Jause und halten ein kurzes Schläfchen.

Frisch gestärkt und ausgeruht durchsuchen Sie Ihren Rucksack nach dem Kompass und der altmodischen Landkarte aus Papier, die Sie eingesteckt haben. Wow, denken Sie, wann habe ich das jemals wirklich gebraucht? Obwohl Sie keine Übung haben, gelingt es Ihnen, den Norden zu finden. Sie studieren die Landkarte und langsam steigt eine Ahnung auf: Ja, so könnte es weitergehen. Der erste Schritt ist getan, mit jedem weiteren wird das Bild klarer: Sie wissen immer besser, wohin es Sie zieht.

Der Weg entsteht im Gehen. Wenn die Richtung stimmt, finden Sie ihn ganz leicht.

Diese Geschichte zeigt, wie uns das Leben ununterbrochen verführt: Wir beschäftigen uns mehr mit den Angelegenheiten anderer, jenen des Partners, der Kinder, des Chefs, wir widmen uns unserer Arbeit, der Gesellschaft, den Weltgeschehnissen – und vergessen dabei auf uns selbst. Die Geschichte ist auch eine Metapher über unsere Selbstwahrnehmung – und damit über unsere Lust. Sie will uns daran erinnern, dass unsere Sehnsüchte und Bedürfnisse immer wieder auf halbem Weg verlorengehen können, wenn wir uns ablenken lassen, im Außen verlieren und selbst nicht mehr spüren.

**Wenn wir öfter bei uns wären,
müssten wir nicht so oft außer uns sein!**

Dennoch gibt es Möglichkeiten und Wege, sich die Lust zurückzuerobern. Es geht nicht nur darum, die jetzige Situation zu verstehen, sondern darum, sich einzulassen, zu probieren und zu begreifen, um – mit möglichst vielen Sinnen – Spielräume zu finden. Und es geht darum, sich selbst zu erlauben, kleine Inseln aus dem Alltag herauszuholen, um sich wieder einmal zu spüren – und dafür braucht es nicht viel.

Barbara, 59, ist seit zehn Jahren ohne Partnersex und kommt mit vielen Fragen zu unserem ersten Treffen: Bin ich noch die, die ich zu sein glaube? Was braucht es heute, damit ich mich als lustvolles Wesen spüre? Geht das überhaupt noch? Was brauche ich, was habe ich vergessen? Was ist guter Sex für mich eigentlich? Wie viel darf ich wieder lernen, um mich selbst sinnlich wahrzunehmen? Wenn ich das dann habe, was brauche ich, um jemand anderen an mich heranlassen zu wollen und zu können? Von wem möchte ich überhaupt als begehrenswerte Frau wahrgenommen werden, wer gefällt mir? Kenne ich jemanden? Was passiert, wenn ich meine „lustvolle Brille“ wieder aufsetze?

Die für sie entwickelten praktischen Anregungen nimmt sie als Einladungen, sich mit einer Mischung aus Aufmerksamkeit, Lust, Neugierde, (Selbst-)Liebe und Sinnlichkeit auf eine Reise zur eigenen intensiveren Wahrnehmung lustvoller und sinnlicher Wohlfühlelemente zu begeben. Lust ist wirklich auch eine Frage der Haltung, der Übung, der Einstellung und der Auseinandersetzung mit sich selbst und mit einem Partner.

Viele unserer Erlebnisse, die wir mit einer Erwartungshaltung wahrnehmen, können ständige Wiederholungen sein und uns glauben machen: Das ist die Wahrheit, so ist es. Diese Programme laufen vielleicht ganz automatisiert in einer Endlosschleife ab. Versuchen Sie, herauszufinden, wann das passiert und wer oder was die Ursache dafür ist, oder versuchen Sie heute, Ihren Blickwinkel zu weiten und für anderes zu öffnen. Vielleicht ist im ersten Schritt nur ein „Hauch“ möglich, aber es ist ein Anfang.

Sie können jederzeit sagen: Ich hebe den Blick und spiele damit, lenke ihn bewusst auf etwas Bestimmtes, vielleicht etwas ganz besonders Schönes. Was gefällt mir? Bin ich neugierig darauf, mich und dann auch den anderen wieder neu zu erkunden? Allein diese Sicht auf die Dinge kann schon ganz viel bewirken. Es braucht wirklich bewusste Aufmerksamkeit und fokussiertes Dranbleiben, um nicht ständig in alte Muster zurückzufallen. Besser, Sie erkunden in Babyschritten und in Ihrem Tempo neue Wege, als Sie verstehen rasch und können dabei innerlich nicht alles nachvollziehen: Wenn der Kopf zu schnell zu viel will, ist der Frust beinahe vorprogrammiert.

Woran würden Sie bemerken, dass Ihr Sex besser wird?

Wenn Sie mehr Erotik in Ihrer Sexualität möchten: Wie kann man Maßstäbe setzen, ohne Sexualität messen zu wollen? Welche Erlebnisse hatten Sie schon? Was war da anders? Was tun Sie heute? Woran würden Sie merken, dass es besser, dass es gut ist? Gute Sexualität kann sich besser in einem Umfeld entfalten, in dem Sie vertrauen können, sicher sind, spielen dürfen.

Was will jeder von uns entwickeln? Was wollen wir ineinander sehen? Was wollen wir gegenseitig fördern? Was brauchen wir, um einander vertrauen zu können? Was brauchen wir für unser Erblühen?

Stellen Sie sich vor: Sie pflegen einen Garten mit ganz unterschiedlichen Pflanzen. Suchen Sie ständig Unkraut, das das Bild stört? Dann finden Sie bestimmt immer Störfaktoren. Oder legen Sie die Aufmerksamkeit auf das, an dem Sie sich erfreuen? Auf die Früchte und Blüten, die schmecken, gefallen oder Ihnen ans Herz gewachsen sind?

Bedürfnisse, Begehren – die Entscheidung für die Lust am Sex

Wie frei sind wir heute, uns zu (er-)leben?

Was durften wir lernen, als wir uns vom abhängigen Kleinkind weiterentwickelt haben und die Welt erforschen wollten? Durften wir uns, unserem Alter, unserer Persönlichkeit und unserem Entdeckerdrang entsprechend entfalten? Die Welt erobern? Hat uns jemand gesagt: Geh nur, es gibt so viel zu entdecken! Schau dir an, was dich interessiert, hol dir, was du brauchst? Wenn ja, dann sind wir heute tendenziell frei und können gleichzeitig in einer Beziehung sehr verbunden sein, weil wir gerne bleiben wollen. Wir durften lernen, dass beides gut zusammenpasst: keine echte Freiheit ohne Sicherheit – keine Sicherheit ohne Freiheit.

Oder haben wir zu Hause andere Botschaften gehört? Hat es geheißen: Ich mache mir Sorgen, wenn du fortgehst, ich habe Angst, dass dir etwas zustößt (in dieser großen, fremden, weiten Welt)! Wurde uns – vielleicht auch ohne Worte – vermittelt, was uns zum Teil heute noch bindet? Nur du verstehst mich, dein Papa, deine Mama kann das nicht, lass mich nicht alleine?

Wenn das unsere Wirklichkeit war, während wir heranwuchsen, konnten wir uns weniger frei entwickeln und erhielten weniger Bestätigung für unsere Eigenständigkeit. Wir wurden weniger darin gefördert, uns lustvoll frei zu entwickeln und natürlich und gleichwertig mit anderen Menschen in Verbindung zu treten – ganz im Sinne von „Hier bin ich und da bist du. Wie tun bzw. kommunizieren wir gesund miteinander?“ Irgendwann haben wir gelernt, dass wir hauptsächlich dann Zuwendung, Aufmerksamkeit und Liebe bekommen, wenn wir übermäßig viel Verantwortung übernehmen, uns um andere sorgen, Schutz geben, Verbündete sind etc.

In einem derartigen Umfeld gibt es weniger Gelegenheit, sich als eigenständige Persönlichkeit gesund und autonom zu erfahren, um dann freiwillig in eine neue verbindliche Beziehung zu treten. Wir kommen unfreiwillig und vielleicht auch unbewusst immer wieder zurück in diese Zeit: Ein Teil von uns ist verunsichert oder glaubt, nicht mehr liebenswert zu sein, wenn wir wirklich autonom sind und uns selbst gut versorgen. Und so verzichten viele von uns selbst als Erwachsene auf Freiheiten, um die – als Kind – überlebensnotwendige Verbindung nicht zu verlieren.

In einer verstrickten, „unfreien“ Liebe unterdrücken wir eigene bzw. „unkontrollierte“ Gefühle, was das Erleben von Erotik nicht oder nur unter ganz bestimmten Bedingungen möglich macht. Wir können Sex und wahrscheinlich auch einen großen Teil unseres Gefühlslebens sozusagen im Kopf und Körper des anderen verbringen und verzichten somit auch auf unsere eigene Lust, auf Genuss und Ekstase, weil sie uns Angst machen und wir mit uns selbst nicht so gut verbunden sind.

Wer von anderen Menschen auf diese Weise abhängig ist, findet immer wieder „passende“ Partner: Vielleicht jemanden, der zu wenig Liebe bekommen hat und nun überglücklich über die Fürsorge ist, oder jemanden, der selbst emotional verstrickt ist und mit dem man altbekannte Muster als vermeintlich „sicheren Ort der Geborgenheit“ spüren und leben kann „wie damals“ – nur dass man das mittlerweile nicht mehr wirklich braucht. Ein gleichwertiges Miteinander, das frei, attraktiv und sexy ist, ist so kaum möglich. Wir können diese Muster weder wegwischen noch ignorieren. Es nützt auch nichts, jemandem die Schuld daran zu geben oder zu grollen: Groll bindet uns. Wir können aber unser Verhalten und unsere Muster ein Stück weit erkennen und unsere eigenen Gefühle und Bedürfnisse – wenn auch vielleicht in Babyschritten – zurückerobern. Eine gute psychologische Unterstützung kann hier wirklich weiterhelfen.

Lust und Unlust

Was macht Ihnen Lust? Im ersten Schritt geht es noch nicht um Sex, oder sagen wir so: Es kann, muss aber nicht darum gehen. Das Wort Lust wird meist rasch der Sexualität zugeordnet. Aber haben Sie zum Beispiel nicht auch Lust auf Schokolade, Lust auf Bewegung, frische Luft oder einen Spaziergang? Wie oft denken oder sagen wir, dass wir zwar keine Lust haben, aber dennoch ins Meeting gehen, den lästigen Anruf erledigen, den Geschirrspüler ausräumen etc. Achten Sie einmal darauf, wie oft und bei welchen Gelegenheiten Sie das Wort Lust oder Unlust verwenden.

Lust braucht Raum

Leider lässt sich in einem gestressten, schnellen Leben, in dem wir in vielen Rollen funktionieren müssen, kaum auf sinnliche Lust und bewusste Wahrnehmung mit tiefer Entspannung umschalten. Wenn Sie das beherrschen, dann treten Sie bitte mit mir in Kontakt, ich lerne immer wieder gerne dazu! Stress ist in ganz vielen Fällen der Hemmschuh, der verhindert, dass wir Genuss und Lust empfinden – ganz generell auch die Lust aufs Leben.

Wir können uns jedoch bewusst ein wenig Zeit gönnen, um wieder mehr ins Spüren zukommen – eigentlich ganz leicht im Alltag und fast jederzeit, auch wenn wir das nicht so wahrnehmen. Lust und Genuss hängen eng zusammen, wir gehen bei beiden Gefühlen voll im Moment auf und nehmen sinnlich wahr. Wo und wie können Sie gut genießen? Sind Sie ein visueller Typ? Oder tun Ihnen Stimmen, Musik, Töne besonders gut? Mögen Sie Berührungen? Geschmäcker? Gerüche?

In Praxisteil finden Sie eine Vielzahl an Inspirationen, die Sie anregen wollen, sich Ihrer Lust und Ihrem Genuss bewusster zu widmen. Kleine Frage zwischendurch: Worauf haben Sie jetzt Lust? Jetzt gerade?

Die fehlenden zehn bis 15 Minuten täglich

Wie viel Gelegenheit ergibt sich in Ihrem Alltag für Momente der Besinnung? Keine? Ist alles zu dicht? Können Sie sich keine zehn Minuten täglich nehmen, um sich um Ihr Wohlbefinden zu kümmern? Wirklich nicht? Ich möchte Sie hier ganz liebevoll daran erinnern, dass jeder einzelne Tag, den wir erleben, genau 1.440 Minuten hat, in Worten eintausendvierhundertvierzig. Ist Ihnen das bewusst?

Darf ich Sie nun nochmals fragen: Möchten Sie zumindest probieren, von diesen 1.440 Minuten zehn oder 20 abzuzweigen und für sich selbst und Ihre genussvolle Lust zu reservieren, was auch immer das für Sie persönlich bedeutet?

Lebendigkeit – jetzt?

Was bedeutet es für Sie, lebendig zu sein? Wann haben Sie sich das letzte Mal so gefühlt, wann waren Sie das letzte Mal so richtig wach? Was haben Sie selbst dazu beigetragen? Oder hat es sich einfach so ergeben? Lassen Sie sich Zeit – und Ihre Gedanken schweifen. Wollen Sie endlich den lange erträumten Fallschirmsprung wagen und mit allen Sinnen durch die Lüfte „schweben“? Möchten Sie mit jemandem, der Ihnen nahesteht, herzlich lachen? Möchten Sie wieder einmal ganz im Augenblick sein? Wollen Sie etwas Neues erleben? Sich aus der Komfortzone wagen?

Lebendig fühlen wir uns meist ganz von selbst, nämlich dann, wenn unsere Sinne etwas zu tun haben, also wenn wir etwas Neues, Intensives oder Unerwartetes erleben – zum Beispiel, wenn wir einer interessanten Person begegnen, frisch verliebt sind, einen sensationellen neuen Song hören oder einen Film sehen, der uns begeistert. Wir fühlen uns wach und lebendig, wenn wir einen neuen Ort oder eine andere Kultur kennen lernen, wenn wir mit jemandem ein gutes Gespräch führen, bei dem wir durchaus nicht immer einer Meinung sein müssen, oder wenn wir einfach nur etwas Feines zum ersten Mal schmecken. Es sind diese kleinen Augenblicke und Überraschungen, die wir nur bemerken, wenn wir nicht durchs Leben hetzen.

Besonders lebendig auf allen sinnlichen Ebenen fühlen wir uns natürlich auch, wenn wir auf erotischer Ebene, in unserer ganzen Körperlichkeit etwas Wohltuendes, Intimes, Neues oder Überraschendes erleben.

Porno, Porno, Porno

Genau von dieser Tatsache leben Erotikbranche und Pornoindustrie (einer der mächtigsten Industriezweige der Welt). Mit den Produkten dieser Branche und Industrie können wir rasch und unkompliziert „lebendige Eindrücke“ konsumieren, ohne sie jedoch selbst kreieren oder gar erleben zu müssen. Ich möchte keinesfalls Pornos oder andere Hilfsmittel aburteilen oder negativ bewerten, aber ich möchte darauf hinweisen, dass sie gewisse Möglichkeiten, um nicht zu sagen „Gefahren“ zulassen bzw. bergen: Der übermäßige Konsum von High-performance-Vibratoren oder immer brutaler werdenden

Pornos kann uns abstumpfen lassen. Mittlerweile gibt es Vibratoren, die uns versprechen, dass sie uns in wenigen Minuten oder gar Sekunden einen Orgasmus schenken. Das klingt für manche Frau vielleicht ganz toll – kann uns allerdings für Berührungen mit den Fingern oder dem Mund, den Lippen oder der Zunge eines anderen Menschen immer unsensibler machen. Ein natürlicher Reiz ist so viel geringer: Die Natur kann unter Umständen gar nicht mehr mit, das sinnlich-erotische Spiel geht verloren. Und das wäre doch schade, finden Sie nicht?

In der Pornoindustrie spricht man mittlerweile relativ offen darüber, dass in Filmen bereits sehr viele Dinge üblich sind, die weit außerhalb unseres „normalen“ Horizontes liegen, und dass es inzwischen immer mehr braucht, um dem Wunsch bzw. der Sucht nach dem Kick gerecht zu werden. Man schaue, wie weit man gehen könne, meint Max Hardcore, ein bekannter Produzent von Gonzo-Pornografie, einer Aneinanderreihung von Hardcoreszenen, in deren Zentrum Praktiken wie Analverkehr, Deep Throating mit Würgen, das Verabreichen von Schlägen etc. stehen. Dadurch „produziere“ man Kunden, die immer mehr wollen. Wohin kann das führen?

Oder doch lustvolles, authentisches Empfinden?

Ein wohltuender Gegentrend zur raschen Konsumation von Orgasmen ist die Entwicklung in Richtung Sensibilisierung – hin zu bewussten Entscheidungen für ein lustvolles Empfinden. Auf diesem Weg sind sicherlich etwas mehr Aufmerksamkeit sowie eine bewusste Auseinandersetzung und Ausdauer hilfreich. Letztere hat aber in diesem Fall nichts mit Geschwindigkeit, sondern vielmehr etwas mit Achtsamkeit und Bewusstsein zu tun.

Um Ihre Lust und Ihre Sinnlichkeit zu intensivieren, müssen Sie sich selbst gut wahrnehmen, das geschieht vielleicht nicht sofort und auf

Knopfdruck, dafür aber nachhaltiger und authentischer. Diese Empfindungen lassen sich nicht machen, kaufen oder downloaden und auch nicht schnell einmal schlucken. Wir können sie einladen, aber nicht bestellen. Es gibt aber durchaus Anregungen und Spielvarianten, die eine lebendige und ganzheitliche Sexualität fördern. Hilfsmittel mögen dazu dienen, unsere Empfindungen zu verstärken und uns Möglichkeiten der Entfaltung eröffnen.

Wer auf die Natur vertraut, findet einen reichen Schatz an Kräutern, Wurzeln und Gewürzen, die unseren Körper anregen, indem sie ihn zum Beispiel erwärmen, sensibilisieren oder entspannen. Auch hier braucht es einen Wunsch, eine Entscheidung, Geduld und ein gutes Körpergefühl. Ein Buch, das Ihnen hilft, den natürlichen Zugang zu wählen, ist Ursula Asamers „50 Shades of Green".

Wann sind Sie ganz in Ihrem Element?

Sind es Aktivitäten wie Bewegung, Sport oder Tanz, die Ihnen Lebendigkeit schenken? Ist es eine handwerkliche Tätigkeit oder ein kreativer, vielleicht sogar künstlerischer Prozess? Oft hilft es schon, sich den gegenwärtigen Moment mit allen Sinnen bewusst zu machen, um zu erkennen, dass es viele lebendige Augenblicke gibt, wir brauchen uns nur darauf einzulassen.

Gerade auch in der Sexualität können Sie sich (wieder) mehr Möglichkeiten für ein wahrhaft lebendiges Spüren eröffnen: Finden Sie, wenn Sie mögen, Räume, die Sie freier und unabhängiger gestalten lassen, die mehr mit Lust und Genuss zu tun haben als mit Stress und Konsum. Lebendige Sexualität bedeutet schließlich so viel mehr als nur „das Eine". Sie ist ein gesunder und wohltuender Bestandteil des Lebens. Vielleicht mögen Sie den bewussten Entschluss fassen, genau hinzuspüren …

Sexualität beginnt und endet mit der Berührung …

… des eigenen Körpers und mit Berührungen eines Partners – und diese wiederum beginnen bereits mit dem Wunsch, Nähe und Zärtlichkeit nur mit diesem einen bzw. diesen speziellen Menschen austauschen zu wollen. Sexualität umfasst nicht nur den Geschlechtsverkehr, sondern beginnt weit davor.

Durch körperliche Nähe wird ein Mix aus wohltuenden Hormonen wie Oxytocin, Dopamin, Serotonin ausgeschieden, das stressmachende Cortisol wird reduziert und so können wir insgesamt entspannter und friedliebender sein und sind mehr dazu geneigt, Konflikte zu lösen.

Die besten Voraussetzungen für gelungene Sexualität sind ein gewisses Maß an Nähe und (Ent-)Spannung, Zärtlichkeit, Zeit und Möglichkeiten. Erotik kann auf völlig unterschiedlichen Ebenen entstehen, ob durch Wortwitz oder einen tiefen Blick in die Augen, durch eine Berührung, durch Ihre bewusste Aufmerksamkeit, durch die Lust am Spiel und die Neugierde auf den anderen, durch Austausch und vieles mehr. Wenn alles bekannt ist, vielleicht sogar vorhersehbar, dann schläft auch die Erotik, die Lust am Lebendigsein ein.

Gönnen Sie sich, gerade auch in einer langjährigen Partnerschaft, wieder einmal Zeit, um einander neu zu entdecken. Sonst passiert es, dass Sie automatisiert reagieren, einfach tun, ohne zu spüren oder zu fragen. Viele Paare einigen sich auch beim Sex unbewusst auf den „kleinsten gemeinsamen Nenner“, also ein gut bekanntes, funktionierendes Spiel, das mit der Zeit vielleicht zur Routine wird. Unter Umständen kann es sein, dass Sie dann gelangweilt sind. Sie tun immer dasselbe, in Wirklichkeit muss das aber nicht so sein – was übrigens auch für andere Lebensbereiche gilt.

Sex entsteht durch Gedanken

Du siehst, was du denkst, also das, was du schon kennst!

Eine kleine Übung zwischendurch: Nehmen Sie sich etwa zwei Minuten Zeit und versuchen Sie, die grünen Dinge, die Sie im Blickfeld haben, ausfindig zu machen. Welche Schattierungen dieser Farbe entdecken Sie? Blattgrün, Pastellgrün, ein kühles Flaschengrün, ein warmes Olivgrün? Wie viel Grün haben Sie gefunden? Bleiben Sie nun mit Ihrer Aufmerksamkeit in diesem Buch, wenden Sie den Blick nicht ab. Was war blau? Haben Sie blaue Dinge bemerkt, obwohl Ihr Fokus auf Grün lag?

Den meisten von uns gelingt es kaum bis nicht, sich an etwas zu erinnern, auf das sie kein Augenmerk gelegt haben. Diese kleine Übung führt vor Augen, dass wir nie alles, was da ist, wahrnehmen können. Wir filtern immer, ob wir wollen oder nicht. Wir können aber lernen, die Filter bewusst einzusetzen.

Was denken Sie? Wissen Sie, was Sie den ganzen Tag lang sehen und denken?

Traum und Wirklichkeit

Wenn wir zum Beispiel gerade mit jemandem in einer verliebten, erotischen Stimmung oder Beziehung sind, fällt es uns leicht, genau das wahrzunehmen. Wir finden ausschließlich die schönen Aspekte dieser Situation, denken an Worte, Berührungen, an die geliebte Stimme, schon kleine Erinnerungen können uns Schauer durch den Körper jagen. Wir fühlen uns prickelnd erotisiert und blenden unbewusst aus, was das Verliebtsein stören könnte. Möglicherweise haben wir sogar weniger Hunger, weil all unsere Sinne auf dieses wunderbare Wohlgefühl ausgerichtet sind. Kennen Sie einen derartigen Zustand?

Traum — Wirklichkeit

Wenn wir uns hingegen in einer Streit- oder Krisensituation befinden, nehmen wir meist nur wahr, was nicht passt. Wir sehen Fehler, legen den Fokus auf das, was uns stört, verletzt, verunsichert oder traurig macht, auf das, worin wir uns missverstanden fühlen. Natürlich finden wir für unsere Missstimmung Bestätigung und durchleuchten vielleicht auch andere Situationen mit unserem Scannerblick: Letztendlich neigen wir dann eher dazu, die ganze Person oder Beziehung in Frage zu stellen, statt das störende Verhalten vom Menschen zu trennen und zu sagen: Ich liebe dich von Herzen, aber das hat mich wirklich verletzt.

Traum — Wirklichkeit

In einer lebendigen Beziehung kennen Sie beide Situationen und wissen vor allem: Auch wenn es schwierig und herausfordernd wird, kann man den anderen liebevoll betrachten. Er ist noch immer in Ordnung, lediglich sein Verhalten stört uns manchmal.

Funktionieren oder genießen?

Im Alltag können die angenehmen und sinnlichen Wahrnehmungen recht rasch auf der Strecke bleiben, weil wir viel zu tun haben, die Zeit knapp ist, der Druck oft groß. Keiner schreit danach, sie sind ja nicht lebensnotwendig – und deswegen leider schnell verloren. Das Schöne ist, Sie können jederzeit, auch gerade jetzt, sagen: Ich möchte aber meine entspanntere, leichtere, fröhlichere oder sinnlichere Seite wieder mehr leben.

Darf ich Sie an dieser Stelle einladen, sich an Momente in Ihrem Leben zu erinnern, in denen Sie ganz in einem Wohlfühl-Empfinden waren? Vielleicht weil Sie einen wunderbaren Sonnenstrahl in Ihrem Gesicht gespürt haben? Weil Sie verliebt waren oder bei einer wohltuenden Massage jede Berührung genossen haben? Große Freude mit jemandem geteilt haben? Oft ist ein Hauch von Wohlgefühl nur einen Gedanken entfernt.

In dem Moment, in dem wir erkennen, dass es Alternativen zu einem (unbefriedigenden) Jetzt gibt, sind wir frei, zu gestalten.

Wichtig ist der Anfang, die Entscheidung, etwas für sich – oder für sich und die Beziehung – zu tun, einen ersten Schritt zu setzen, auch wenn er noch so klein ist. Wenn Sie Ihre gewohnte Komfortzone verlassen, ein bisschen dranbleiben bzw. immer wieder auf den neuen Weg zurückkehren, ergibt sich der „Rest“ manchmal wie von selbst: Blickwinkel werden erweitert, Möglichkeiten gefunden. Wer ein paar Mal „über den Zaun“ geschaut hat, möchte mehr davon. Augenblicke des Genusses und der Lust können gut entstehen, wenn wir uns Spielräume schaffen, in denen Dinge passieren dürfen, wir loslassen, neugierig sein, wahrnehmen und ausprobieren dürfen.

Darf das wirklich sein?

Wie wäre es, wenn Sie sich jetzt ganz ausdrücklich selbst die Erlaubnis geben, gute Sexualität leben zu dürfen? Lustvoll, selbstbewusst? Hingebungsvoll, spielerisch, frei!? Genau so, wie es für Sie passt?

Welche Gedanken tauchen da auf? Was darf sein? Dürfen Sie verführen, genießen, sich fallen lassen? Dürfen Sie geil oder fordernd sein? Ihre Phantasien erzählen oder umsetzen? Was dürfen Sie, wenn Sie wollen? Und was wollen Sie noch? Welche Grenzen tauchen in Ihrem Kopf auf?

Der vermeintliche Widerspruch von Sicherheit und Freiheit

Sicherheit und Freiheit sind zutiefst menschliche Bedürfnisse, wir wollen beide gerne leben. Aber wie geht das? Viele Menschen denken spätestens dann, wenn sie sich auf eine „ernsthafte" Beziehung einlassen, sie müssten sich zwischen den so gegensätzlich scheinenden Bedürfnissen entscheiden – quasi nach dem Motto: Entweder kann ich machen, was mir wirklich guttut, und mich auch sexuell frei entfalten oder ich habe eine gute Beziehung. Mit welcher Einstellung und Erwartungshaltung gehen Sie in eine Beziehung bzw. sind Sie – vielleicht vor vielen Jahren – in Ihre Beziehung gegangen?

Einige Menschen, die zu mir kommen, haben dieses Motto wirklich verinnerlicht, sie glauben, etwas Wichtiges oder sogar sich selbst aufgeben zu müssen. Natürlich haben sie auch das Bedürfnis nach Sicherheit – erst, wenn wir uns sicher fühlen, kann Vertrauen entstehen und die Basis für ein gemeinsames Leben verlässlich aufgebaut werden. Allerdings: Ein Zuviel an Sicherheit kann Erotik und Lust teuflisch langweilig machen. Oft folgen dann Machtkämpfe, was in dieser Situation normal und logisch ist, weil wir nach einer Verliebtheitsphase mit „Verschmelzungstendenz“ wieder unser eigenes Terrain abstecken wollen.

Ein paar philosophische Fragen

Fühlen Sie sich dann besonders frei, wenn Sie eine nährende, stabile Basis haben? Wenn Sie zwar in einer oder mehreren Beziehungen verbunden, aber auch autonom sein dürfen und sich über weite Strecken freiwillig einbringen können? Wenn Sie sich ganz „nackt“ zeigen dürfen, so, wie Sie sind, und „trotzdem“ gesehen und geliebt werden, wenn es ein Commitment gibt? Eine klare Zugehörigkeit und die Entscheidung, ein freudiges Miteinander gestalten zu wollen, kann innerlich sehr frei machen. Durch Unklarheit oder Gefühlsunsicherheit kann nicht nur die Freude an der Beziehung, sondern auch die Lust am Sex verloren gehen. Wenn wir begriffen haben, dass wir unsere Liebesbeziehung und unser Sexualleben gestalten können, ja in Wahrheit auch müssen, werden wir frei. Weil wir die Lust – und auch die Liebe – nicht als zufälliges oder von selbst eintretendes Spontanereignis sehen, sondern bewusst etwas dafür tun können.

In welchem Bereich sind wir durch unseren Blickwinkel auf den anderen oder uns selbst fixiert? Wo sehen wir gar nicht, was auch noch da ist? Was ist für uns wahr, worauf legen wir den Fokus? Auf die Sinnlichkeit oder auf die gähnende Leere, die die Sinnlichkeit ersetzt hat? Was düngen wir, die Leere oder die Sinnlichkeit?

Wie können wir begehren, was wir schon haben?

Fakt ist: Das Bedürfnis nach einem Zuhause, nach Sicherheit und Geborgenheit macht nicht sexy – es sind die Abenteuer, das Unbekannte, die Überraschungen, die das tun.

Die Liebe hat (Nähe, Sicherheit etc.), das Verlangen will (Brücken überqueren, erobern, ankommen, spielen).

Wir begehren den anderen besonders und können richtig in die Gänge kommen, wenn …

- er weg ist und wir unsere Sehnsucht wieder spüren
- er beschäftigt, dabei voll in seinem Element ist und wir seine Hingabe spüren
- wir ihn in der Interaktion mit anderen erleben und sich so eine gesunde Distanz ergibt, wenn wir ihn quasi mit anderen Augen sehen und Brücken wieder überqueren dürfen
- es Überraschungsmomente gibt
- wir miteinander lachen
- wir miteinander etwas erleben
- etwas Neues da ist – nicht eine neue Sextechnik, sondern wenn beide sich neu entdecken oder zeigen wollen
- politisch unkorrekte Dinge ins Spiel kommen, wie Dominanz, Macht, Aggression, Unanständigkeit, Unfug
- wir gesund egoistisch sein und bei uns bleiben können, obwohl wir mit jemand anderem sind – so entsteht auch Neugierde, Entdeckerdrang, Verspieltheit

Wir nehmen uns aus dem Spiel, wenn wir …

- Stress haben
- uns alt oder müde fühlen
- unseren Körper nicht mögen
- keine Zeit für uns selbst haben
- uns wertlos fühlen, egal ob im Job oder in einem anderen Bereich
- wenig Selbstwert haben
- glauben, kein Recht auf Genuss zu haben
- vom anderen ständig auf Distanz gehalten oder nicht wahrgenommen werden

Wie können Sie Ihre lustvolle Sexualität kultivieren?

Jeder von uns kennt das eine oder andere – wir nehmen uns sicherlich fast alle immer wieder einmal aus dem Spiel, weil „es" nicht passt. Und das ist auch gut so. Schade nur, wenn wir am Rande der Tanzfläche sitzen bleiben, statt sich nach einer Erholungspause wieder aktiv aufs Parkett zu wagen. Es geht ja oft nicht wirklich um viel Sex, sondern um besseren, lebendigeren Sex.

Sex ist nicht etwas, das wir tun müssen, sondern etwas, dem wir Räume öffnen können.

Selbst wenn Sie glauben, den anderen schon wirklich gut zu kennen, und es auch beruhigend und entspannend ist, ihn einschätzen zu können, zu wissen, wie er tickt – bleiben Sie neugierig. Jeder von uns ist ein lebendiges Wesen, gewinnt täglich viele neue Eindrücke, trifft neue Menschen … Wenn Sie Ihren Partner wie eine andere Kultur kennen lernen wollen, so macht Sie das vital, wach, neugierig, offen.

Praxisteil

Für Ihre sexuelle Persönlichkeitsentwicklung und -entfaltung

Die deutsche Psychologin und Autorin Sandra Konrad spricht in Ihrem Buch „Das beherrschte Geschlecht“ davon, dass ein sexueller Höhepunkt nicht nur durch mechanische Reibung an der richtigen Stelle entstehe, sondern ein Resultat mehrerer Faktoren sei: einer befreiten Lust, einer erlaubten und entschiedenen Hingabe, der Vertrautheit mit dem eigenen Körper und dessen erogenen Zonen – und lebendiger Phantasien, die enthemmt sein dürfen. Es sei an der Frau selbst, sich ihrer eigenen Bedürfnisse bewusst zu werden, ungeachtet dessen, was bei anderen gerade „normal“ zu sein scheint.

Ich finde, ihre „Definition“ trifft es auf den Punkt. In diesem Praxisteil will ich Ihnen nun Mittel und Wege aufzeigen, die Sie Ihren echten, wahren und ganz persönlichen Bedürfnissen näherbringen.

Wenn Sie mit Ihrer eigenen Sinnlichkeit in Kontakt kommen, sich also berühren lassen, sind Entwicklung und Veränderung möglich. Wir denken oft, dass uns „der andere“ wahre Lust bringt – mit dieser Sichtweise sind wir jedoch nicht frei, selbst etwas zu verändern.

Die großen Fragen lauten: Wie mache ich mich wieder berührbar? Wie bekomme ich wieder leuchtende Augen?

In diesem Praxisteil sind Sie eingeladen, sich selbst auf unterschiedlichen Ebenen „berühren“ zu lassen, sich Ihrer Selbstwirksamkeit bewusst zu werden. Sie dürfen lebendig und neugierig an die Sache herangehen und vielleicht auch kreativ oder handwerklich …

Sie haben vielleicht eine gewisse Sehnsucht und fiebern ihr bereits entgegen? Denken Sie an dieser Stelle daran, dass Sie jetzt noch nicht wissen können, wohin der Weg Sie wirklich führen kann und wird. Resonanzmomente sind nicht planbar – seien Sie also offen für Möglichkeiten und Überraschungen und geben Sie ihnen Raum. Je weniger Erwartungen Sie an den Tag legen, umso mehr Offenheit und Neugierde bringen Sie mit und umso größer sind Ihre Spielräume. Resonanz heißt nicht gleich Harmonie, sondern bewusste Auseinandersetzung. Es geht sozusagen darum, selbst wieder in eine wohltuende Schwingung zu kommen – eine Schwingung, die gut für Sie ist. Jede Veränderung in Ihnen bringt schließlich auch einen Widerhall im Außen mit sich …

Sagen Sie „Ich muss an mir arbeiten!“, so tötet das Ihren Zugang zur eigenen Sinnlichkeit. Es wäre letztendlich nichts anderes als ein Selbstoptimierungsprogramm. Hier soll es aber nicht ums Haben, Wissen und Können gehen, sondern ums Wahrnehmen und „Hineinspüren“ und darum, Offenheit für die eigene Berührbarkeit zu schaffen.

Ich lade Sie ein, sich mit Ihrer Haltung zu Ihrer Sexualität, Ihrer Sinnlichkeit, Ihrer Lust auseinanderzusetzen. Wie gehen Sie an „die Sache“ heran, welchen Raum geben Sie ihr? Vermutlich kennen Sie Ihre Vorlieben und Gewohnheiten und wissen, was Sie brauchen. Trotzdem: Welche Spielräume gilt es noch zu entdecken, welche Rituale zu etablieren, damit Sie sich wirklich entfalten können? Routine hält kaum jemand endlos aus.

Da es in einem Leben, das von dauerhaftem Stress geprägt ist, oft nur schwer gelingen kann, irgendwie auch noch „lustvolle Sexualität“

hineinzuzwängen, greifen manche Anregungen und Fragen tiefer. Wenn Sie sich darauf einlassen und sich tatsächlich „besinnen", tun sich in Ihrem Leben Möglichkeiten, Mittel und Wege auf, die Freude, Entspannung, Lust entstehen lassen.

Sie haben die Wahl: Möchten Sie etwas Neues in Ihr Leben integrieren? Wenn ja, dann legen Sie los und beginnen Sie Ihre Reise.

In der Gehirnforschung heißt es, dass eine Tätigkeit zumindest 21 Tage in ununterbrochener Reihenfolge ausgeführt werden muss, um als neue „Gewohnheit" verankert zu werden. Im Laufe der drei Wochen vertieft sich quasi eine Spur im Gehirn, ein neuer Weg wird angelegt und kann dann viel einfacher und vielleicht lust- und sinnvoller beschritten werden. Auf diese Art und Weise lässt sich auch die Gedankenspur, die zu Ihrem Blick auf sich selbst führt, neu anlegen: Wenn Sie bewusst mehr Raum schaffen für Ihre Selbstwahrnehmung, Ihre Sinnlichkeit, Ihre Lust am Frausein, können genau diese Dinge zur Entfaltung kommen.

Es wäre nichts Außergewöhnliches, wenn kurz vor den 21 Tagen eine Phase kommt, in der Sie alles hinwerfen möchten. Die Verlockung, in gewohnte Bahnen zurückzufallen, kann groß werden. Gerade in solchen Momenten werden jedoch alte Gewohnheiten überwunden und neue möglich. Haben Sie vielleicht jetzt schon eine Idee, welche Belohnung Sie dazu bewegen könnte, nicht vorschnell aufzugeben, sondern wirklich „dranzubleiben"?

Achtung, Beipacktext: Dieses Buch kann und will im besten Fall Anstöße geben, Inspiration sein und Einladungen aussprechen. An dieser Stelle ist es mir besonders wichtig, zu betonen: Es kann keine persönliche Beratung, Therapie und keinen Arztbesuch ersetzen. Weder Traumata noch Schmerzen oder tiefsitzende Ängste können hiermit nachhaltig verbessert oder gar geheilt werden. Dafür gibt es kompetente und gut ausgebildete Sexualberater, Therapeuten oder Ärzte (Psychiater, Gynäkologen), die Sie gerne begleiten und unterstützen. Auch unter ganz besonderen Umständen oder nach besonderen Erlebnissen, Sie stehen wirklich NIE alleine da.

Beinahe jeder Mensch erlebt im Laufe seines Lebens Phasen, in denen ehrliche Hilfe von außen notwendig ist. Denken Sie daran: Es gibt fast immer jemanden, dem Sie sich anvertrauen können. Sollten weitere Fragen, Verunsicherung oder etwas Unangenehmes auftauchen, wenn Sie sich intensiv auf Neues einlassen, so zögern Sie bitte nicht und holen Sie sich Unterstützung.

Zehn, 15 oder 20 von 1.440 Minuten des Tages?

Schon wenige Minuten können große Veränderungen bewirken. Und wenn Sie täglich eine Viertelstunde der Entdeckung Ihrer Sinnlichkeit widmen, bleiben Ihnen immer noch über 1.400 Minuten für alles andere, für das „wirklich Wichtige" im Alltag …

Wann finden Sie mit großer Wahrscheinlichkeit Zeit für sich? Vielleicht morgens, gleich nach dem Aufwachen, oder abends, wenn Sie zur Ruhe kommen? Oder irgendwann zwischendurch?

In den folgenden Kapiteln finden Sie Inspirationen zu unterschiedlichen Themen. Probieren Sie bitte aus, was Ihnen jetzt guttut und Freude bereitet. Lassen Sie sich anregen, spielen Sie!

Glauben Sie, dass Ihnen diese Erkundungen zu zweit leichterfallen könnten? Vielleicht finden Sie jemanden, eine Mitforscherin, einen Verbündeten, mit der oder dem Sie während der kommenden Tage in Austausch treten können – eine liebe Freundin oder natürlich auch Ihren Partner. Manchmal motiviert das sehr und fördert das Voran- und Weiterkommen ungemein.

Natürlich können Sie die folgenden Seiten in einem Rutsch durchlesen. Für die Praxis empfiehlt es sich jedoch, die Kraft der kleinen Schritte zu nützen – sich also täglich eine Anregung zu gönnen und wirklich in die Sache einzutauchen. Denn dann kommt ein Prozess in Gang, der Ihre Freiräume für eine lebendige Lust erweitern kann.

Sie sind in der Lage, Ihre Gedanken umzudrehen. Statt „Mach mich glücklich" kann es heißen „Ich mach mich glücklich!"

BESTANDSAUFNAHME

Wie Sie in fünf Tagen erkunden, wo Sie stehen

TAG 1
Seien Sie ehrlich: Wo befinden Sie sich jetzt?

Widmen Sie sich heute nur sich selbst. Gönnen Sie sich etwas ungestörte Zeit und lassen Sie sich auf ein paar Fragen ein. Wenn Sie ehrliche Antworten finden, können Sie besser sehen, wo Sie gerade stehen: Schließlich beginnt jede noch so kleine Veränderung mit einer Erkenntnis und der Bestimmung des eigenen Standortes.

Nehmen Sie die folgenden Fragen als Inspiration: Wählen Sie das aus, was für Sie wichtig sein könnte und/oder folgen Sie der Spur, auf die Sie geführt werden – zu vielleicht auch ganz anderen Fragen.

- Was gefällt Ihnen an Ihrem Sexleben – so, wie es gerade ist?
- Was fehlt Ihnen dabei, was vermissen Sie, wo empfinden Sie Leere?
- Worauf verzichten Sie bewusst?
- Wie erleben Sie Ihre eigene Sinnlichkeit, wobei können Sie genießen?
- Was wünschen Sie sich, worauf freuen Sie sich?
- Wie denken Sie, ist Ihr Zugang zur Sexualität generell?

Notieren Sie am besten alles, was Ihnen einfällt, in aller Ruhe.

TAG 2
Warum möchten Sie etwas verändern?

Wie ist es Ihnen mit den gestrigen Fragen ergangen? Was empfinden Sie, wenn Sie heute noch einmal durchlesen, was Sie gestern notiert haben? Ist Ihnen manches ein bisschen klarer geworden?

Heute wollen wir uns zuerst auf das Warum konzentrieren und dann wieder auf die Suche nach dem Was und Wie machen.

Eine ehrliche Antwort auf die Frage nach dem Warum ist wichtig, sonst bewegen wir uns nicht. Es hilft uns leider nicht weiter, wenn wir unangenehme Dinge ausblenden und versuchen, sie zu ignorieren. Das kostet viel Energie und bindet uns mit großer Kraft da fest, wo wir gerade stehen.

- Finden und notieren Sie ca. 20 Punkte, die Ihnen aufzeigen, warum es gut und sinnvoll wäre, etwas zu verändern: Möchten Sie zum Beispiel wieder mehr Lust – generell aufs Leben oder speziell auf Sexualität – empfinden?

- Finden und notieren Sie ca. zehn Punkte, die dafür sprechen, dass es gut und sinnvoll wäre, da zu bleiben, wo Sie jetzt sind.

Wenn Sie noch Zeit haben und gerne weiterforschen möchten, dann lassen Sie sich von den folgenden Fragen anregen:

- Was genießen Sie an Ihrer derzeitigen Situation? Müssten Sie es womöglich aufgeben, wenn Sie aktiv werden?

- Was ist zum Beispiel gut an Ihrer Lustlosigkeit? Was macht das mit Ihrer Beziehung? Was wäre möglich, wenn Sie wieder Lust empfinden würden oder was möchten Sie gerne wieder mehr spüren?

- Wovor schützt Sie Ihre jetzige Situation, Ihre Komfortzone? Vor Nähe oder vor Gefühlen, die schmerzhaft sein könnten? Wovon träumen Sie? Waren diese Träume schon einmal Wirklichkeit? Wann? Was müsste sein, dass Sie tatsächlich „dranbleiben"?

TAG 3
Sehnsucht wecken – und dann losgehen

Die gestrige Übung sollte unter anderem bewirken, dass Sie mehr ins Gefühl kommen und gleichzeitig mehr Klarheit erreichen. Oft wissen wir zwar, was wir nicht mehr wollen, bzw. dass „es" besser werden könnte – und haben trotzdem keine Ahnung oder kein Bild von diesem „Besser".

Wenn Sie Ihre Notizen heute noch einmal durchlesen: Bei welchen Punkten springt etwas in Ihnen besonders an? Finden Sie aus den Gründen FÜR Ihren Weg jene heraus, die Sie tief berühren und motivieren. Vielleicht ist es nur ein Grund, der richtig „zieht", vielleicht sind es mehrere. Wichtig ist, herauszufinden, wofür es sich wirklich lohnt, die eigene Komfortzone zu verlassen. Was macht Lust auf mehr, was bringt Sie in Bewegung, hat eine ganz besondere Sogwirkung?

TAG 4
Wo möchten Sie wirklich, wirklich hin?

Mit Hilfe der Fragen und Antworten der letzten Tage sind Sie nun eingeladen, sich zu überlegen, wo Ihr Weg Sie hinführen könnte. Es geht keineswegs darum, alles zu wissen oder eine klare Skalierung festzulegen, auch wenn das vielleicht in Ihrem Kopf herumspukt. Heute geht darum, eine konkrete Ahnung von Ihrem „Ziel" zu bekommen und herauszufinden, was Sie dort erleben möchten. Ist es mehr Sex? Sind es intensivere Gefühle? Mehr Zeit mit Ihrer Liebe? Wollen Sie einfach öfter richtige Lust empfinden?

Was wäre möglich, wenn Sie Ihren Wünschen etwas näher kämen? Und welche Ideen haben Sie, um diese Wünsche Wirklichkeit werden zu lassen? Was haben Sie bisher dafür getan? Ist es Ihnen hin und wieder bereits gelungen, Ihren Wünschen gemäß zu leben? Wenn ja, wann, wie und wie oft? Was würden Sie jetzt tun, um das zu leben, was Sie gerne leben wollen? Woran würden Sie eine Verbesserung bemerken?

TAG 5
Ihr Schlafzimmer

Nein, natürlich müssen Sie Sex nicht nur ins Schlafzimmer verbannen. Aber vermutlich haben auch Sie den meisten Sex in Ihrem Bett. Deshalb ein paar Fragen: Fühlen Sie sich wohl in Ihrem Schlafzimmer? Ist es ein Ort, an dem Sie sich gerne aufhalten, wo Sie sich entspannen können? Oder müssen Sie sich erst über Wäscheberge und Bücherstapel zu Ihrem Bett durcharbeiten? Was sehen Sie von Ihrem Bett aus? Womöglich Ihren überquellenden Schreibtisch oder die „Rumpelecke“? Wie ist die Beleuchtung in Ihrem Schlafzimmer? Gibt es Lichtquellen, die für eine angenehme Atmosphäre sorgen? Fühlen Sie sich wohl in Ihrem Bett? Mögen Sie Ihre Bettwäsche, Ihre Matratze?

Eine angenehme Atmosphäre ist für jeden etwas anderes. Wie können Sie Ihren persönlichen Ruheraum ein bisschen mehr zu einem Ort machen, an dem Sie sich auch nackt wohlfühlen, an dem es zu sinnlicher Sexualität kommen kann? Oft reicht schon ein bisschen mehr optische Ruhe, eine warm flackernde Kerze am Nachttisch …

Sieben Anregungen für mehr Entspannung

Lustvolle Sexualität ist sicher eine der intensivsten Kräfte. Sie kann uns neue Räume erschließen, für puren Genuss, sinnliches Erleben, ekstatische Fülle oder „grenzenlose“ Erfahrungen sorgen. Die weit verbreitete Bewertung oder gar Unterdrückung von Sexualität hingegen kann für Stress, Unsicherheiten, Perfektionsansprüche oder die Ablehnung von Nähe verantwortlich sein: Wer nicht genießt, wird ungenießbar.

Die Kunst des Genießens zu beherrschen, ist ein wesentlicher Bestandteil echter Lebensqualität. Einem gestressten Menschen fällt es oft schwer, sich darauf einzulassen – ein gewisses Maß an Bewusstsein ist jedoch notwendig, um sich für den Genuss Zeit zu nehmen bzw. zu lassen.

Beinahe jeder Mensch, mit dem ich arbeite, wünscht sich weniger Stress – generell oder zumindest in einem Bereich seines Lebens. Zu viel davon tut uns nicht gut und deshalb ist die Dauerbelastung ein weit verbreitetes Thema – mit sehr individuellen Ausprägungen und Wirkungen. Durch Stress können viele nicht in Stimmung kommen bzw. der Lust auf Sex nicht nachgeben, weil die Impulse nicht wahrgenommen werden und anderes wichtiger ist.

Ich habe Ihnen einen bunten Strauß an Inspirationen zusammengestellt, die Ihnen dabei helfen können, Ihren Stress zu reduzieren.

Diese spielerischen Anregungen ersetzen aber keine persönliche Beratung und auch kein Entspannungs- oder Burnout-Präventionstraining, wie zum Beispiel einen MBSR-Kurs (Mindfulness-Based Stress Reduction nach Jon Kabat-Zinn) bzw. anderen wohltuenden Kurs, der Sie gezielt bei der Entspannung und Erholung unterstützen kann. Wenn Sie also das Gefühl haben, unter dauerhaftem Stress zu leiden, wäre es ratsam, sich gezielt Unterstützung zu holen.

Stress ist eine der größten Herausforderungen unserer Zeit. Machen Sie sich nun auf die Suche nach Freiräumen und -zeiten: Erobern Sie sich Ihre Freude mit bewusster Aufmerksamkeit zurück.

ANREGUNG 1
Entspannte Körperwahrnehmung
(ca. zehn Minuten, wenn Sie mögen, mehr)

Sie müssen hier erst einmal gar nichts tun, außer Ihre Wahrnehmung etwas zu verschieben. Bleiben Sie gerne, wo und wie Sie jetzt gerade sind. Es wäre ideal, wenn Sie ein paar Minuten nicht gestört werden. Lassen Sie die Fragen in Ruhe auf sich wirken und spüren Sie jenen Punkten nach, die ein gutes Gefühl in Ihnen auslösen.

- **Wie sitzen oder liegen Sie jetzt gerade?** Wo an Ihren Fingern spüren Sie das Papier, das Tablet, den E-Book-Reader? Wo liegt Ihr Körper auf? Haben Sie Halt im Rücken? Am Gesäß? An den Schultern? Wo ruht Ihr Kopf, wo haben Sie Ihre Arme? Liegen Ihre Beine auf dem Sofa? Sind sie überkreuzt, angewinkelt, ausgestreckt? Berühren Ihre Fußsohlen den Boden? Nehmen Sie Ihren Körper auf der „Unterlage" bewusst wahr. Möchten Sie Ihre Haltung verändern oder passt alles, wie es ist? Ruckeln Sie sich so zu recht, wie es Ihnen guttut. Wie sind Sie bekleidet? Ist es angenehm, vielleicht sogar sinnlich, die Materialien auf der Haut zu spüren? Wie können Sie unangenehme

Wahrnehmungen einfach verändern? Oder sind Sie gerade nackt?

- **Wo sind Sie?** Ist es ein angenehmer Platz, an dem Sie sich gerade aufhalten? Ist es warm oder kühl? Fühlen Sie sich wohl? Wen oder was sehen Sie, wenn Sie den Blick vom Text heben? Finden Sie etwas im Umfeld, das Ihnen besonders gut gefällt? Sind Sie zu Hause oder lesen Sie irgendwo unterwegs? Gibt es Natur oder Stadt rundherum – oder beides? Licht oder Dunkelheit? Welche Farben, welche Atmosphäre gibt es zu entdecken?

- **Was können Sie hören?** Musik, Gespräche oder Geräusche? Empfinden Sie es als angenehm? Ist es laut oder eher leise? Vielleicht sitzen Sie gerade an einem Gewässer oder auch in der Badewanne und es „plätschert" in Ihren Ohren? Oder Sie genießen die Natur, während ringsherum die Vögel zwitschern und die Bienen summen? Oder ist es einfach ganz still?

- **Wie ist der Geschmack** in Ihrem Mund? Vielleicht haben Sie gerade etwas getrunken oder gegessen? Spüren sie es noch auf Ihrer Zunge?

- Nehmen Sie bewusst einen **tiefen Atemzug** durch die Nase. Können Sie etwas riechen? Ihr eigenes Parfum, eine frisch gemähte Wiese, einen Duft, der im Raum liegt?

Sonnenübung

Wenn Sie nicht wirklich gerade in der Sonne sitzen, stellen Sie sich vor, dass da, wo Sie jetzt sind, die Sonne für Sie scheint – nur für Sie. Lassen Sie vor Ihrem inneren Auge einen Moment auftauchen, in dem Sie ein wunderbares Sonnenbad genossen haben. Versuchen Sie, sich mit allen Sinnen an die Atmosphäre zu erinnern: Wie spüren Sie die wohltuende Wärme auf den Armen, dem Bauch oder im Gesicht, wie das Licht? Die Sonne ist genau so warm und so hell, wie es für Sie jetzt angenehm ist, in Gedanken ist alles möglich.

Verweilen Sie im Augenblick, vielleicht möchten Sie ein paar Atemzüge die Augen schließen, um noch intensiver zu empfinden und zu genießen? Bleiben Sie in dieser Situation, solange es Ihnen guttut.

Diese kleine Wahrnehmungsübung lädt Sie ein, sich voll auf sich selbst zu konzentrieren. Sie kostet kaum Zeit, erfordert aber einen bewussten Entschluss.

Übung macht die Meisterin: Finden Sie einen fixen Zeitpunkt, an dem Sie täglich bewusst an Ihren „Sonnenplatz" denken, etwa während des morgendlichen Kaffeetrinkens, abends im Bett oder wann und wo auch immer. Sie können sich auch ein kleines Memo gestalten – platzieren Sie es genau dort, wo Sie gerne sonnenbaden möchten. Ein Bild oder ein schöner Gegenstand neben der Kaffeemaschine, im Badezimmer, auf dem Nachtkästchen oder aber ein entsprechender Handy- oder Bildschirmhintergrund erinnert Sie an diese kleine Auszeit.

ANREGUNG 2
Körperstress provozieren und loslassen (ca. fünf Minuten)

Heute „dürfen" Sie sich richtig bewegen. Stehen Sie auf und beginnen Sie rasch durch den Raum zu gehen, Sie können dabei auch gerne schneller werden. Bleiben Sie nach etwa einer Minute stehen und beginnen Sie, wirklich schnell am Stand zu gehen. Legen Sie nach etwa 30 Sekunden bzw. nach einer Minute noch einmal einen Tick zu, gehen Sie, so schnell Sie können, und lassen Sie spätestens jetzt die Arme mitschwingen, wieder für etwa 30 bis 60 Sekunden – Sie dürfen dabei auch außer Atem kommen. Erhöhen Sie die Körperspannung, so gut es geht, spannen Sie alle Ihre Muskeln an, wenn Sie mögen auch die im Gesicht. Legen Sie Ihre ganze Kraft in diese Anspannung, lassen Sie dann ganz plötzlich locker und gleiten Sie vorsichtig auf ein Sofa oder auf einen weichen Teppich.

Gerade durften Sie von starker Körperspannung und Konzentration in eine angenehme Entspannung „schalten". Bleiben Sie ein bisschen liegen – und spüren Sie nach. Ihr Körper ist jetzt vermutlich gut durchblutet, vielleicht sind Sie ziemlich außer Atem, die Bauchdecke hebt und senkt sich. Wenn Sie mögen und wieder „fit" sind, wiederholen Sie diese Übung. Achtung: Sie können dabei sehr wach werden, unmittelbar vor dem Schlafengehen ist also nicht die beste Zeit dafür.

ANREGUNG 3
Auf den Atem achten
(ca. fünf Minuten, gerne auch mehr)

Heute sind Sie zu einer Übung der Ruhe eingeladen. Finden Sie einen Platz, an dem Sie ein paar Minuten ungestört, bequem, aufrecht und entspannt sitzen können. Richten Sie Ihre Aufmerksamkeit einen vollständigen Atemzug lang auf Ihren Atem. Verfolgen Sie, wie die Luft in Ihren Körper einströmt und wie sie ihn wieder verlässt. Halten Sie Ihren Geist wach und offen, frei für diesen Augenblick, diesen einen Atemzug. Lassen Sie alle Vorstellungen los und versuchen Sie sich von dem Gedanken zu befreien, dass Sie jetzt irgendetwas tun oder erreichen sollen. Wenn Sie gedanklich abschweifen, kehren Sie einfach immer wieder zu Ihrem Atem zurück. Vielleicht bemerken

Sie, dass sich Ihre Bauchdecke beim Einatmen hebt und beim Ausatmen wieder senkt. Vielleicht fällt Ihnen auf, dass die Luft, die Sie einatmen, kühler ist, als die Luft, die Sie ausatmen. Reihen Sie einen Atemzug an den anderen, es sind Augenblicke der Achtsamkeit, des „Ganz-bei-sich-Seins“. Probieren Sie diese kleine Übung einfach immer wieder – auch während Ihres Alltags, sie ist jederzeit und überall machbar.

ANREGUNG 4
Mini-Zeitmanagement
(Dauer unbekannt, konzentriert wenige Minuten)

Nehmen Sie sich heute – ganz unsexy – Ihren Kalender zur Hand. Haben Sie viel zu viele Termine eingetragen? Finden Sie deshalb kaum Zeit für jene Dinge, die Ihnen persönlich wichtig sind, gibt es keine unverplante Zeit, in der Sie einfach das tun können, was Ihnen gerade am Herzen liegt oder einfach Spaß macht? Wenn Sie in einer Beziehung leben: Haben Sie genügend Zeit für Ihren Partner oder „ergibt es sich“ einfach nie?

Sollten Sie kleine Kinder haben, suchen Sie sich Menschen, die Sie in der Betreuung unterstützen. Selbst wenn die Großeltern weit weg oder berufstätig sind und das Geld für den Babysitter knapp ist – über Kindergarten oder Schule finden sich oft gleichgesinnte Eltern, die sich gerne bereit erklären, mit Ihnen wechselweise auf den Nachwuchs aufzupassen. Viele Kinder freuen sich sehr, wenn sie bei Freunden übernachten dürfen. Letztendlich profitieren gerade Ihre Sprösslinge von Ihrer „Freizeit“, weil Sie ihnen dann wieder viel entspannter Zeit schenken. Seien Sie Vorbild, sorgen Sie für sich!

- Schaffen Sie sich Zeitinseln: Greifen Sie zu einem schönen Buntstift oder wählen Sie eine digitale Schrift in Ihrer Lieblingsfarbe – und machen Sie sich im ersten Schritt auf die

Suche nach kleinen Zeitinseln in Ihrem Kalender. Zusätzlich ergeben sich auch immer wieder ungewollte Pausen, denen Sie nun bewusst eine Bedeutung geben und die Sie zu Ihrer persönlichen Zeit machen können – beispielsweise, wenn zwischen zwei Terminen eine „nervige" Pause entsteht oder wenn Sie irgendwo warten müssen: Was ändert sich, wenn Sie diese Zeit als geschenkte Zeit für sich selbst nützen? Wenn Sie durchatmen und sich fragen, was Sie gerade spüren?

- Schenken Sie sich Ich-Zeit: Mittelfristig können Sie – ganz nach Bedarf und Möglichkeit – nicht nur nutzbare Pausen, sondern wirklich fixe Zeiten einplanen, die sich dann spontan frei gestalten lassen. Wann bietet sich die nächste Möglichkeit? Wann die übernächste? Anregung: Achten Sie darauf, dass immer zwei „Ich-Dates" im Kalender stehen – falls eines nicht klappt, ist das nächste schon terminisiert. Zu diesen Zeiten müssen Sie keineswegs nur für sich sein, es geht vielmehr darum, dass Sie wieder Möglichkeiten finden, nach Lust und Laune spontan etwas zu unternehmen. Legen Sie Ihr Handy oder Tablet in dieser Zeit bewusst weg.

- Genießen Sie Partner-Zeit: Haben Sie zu wenig oder oft gar keine Quality-Time für sich und Ihren Partner? Dann planen Sie diese. Machen Sie sich zum Beispiel aus, alle zwei Wochen einen Tag oder Abend miteinander zu verbringen, der nur Ihnen beiden gehört. Nähere Anregungen für die Gestaltung finden Sie im Praxisteil (Elf Anregungen für Singles und Paare, ab Seite 171).

- Sagen Sie Nein und sagen Sie gegebenenfalls ab: Durchforsten Sie Ihren Kalender nach Dingen, die Sie machen „sollten", aber eigentlich nicht machen wollen. Vielleicht findet sich auch hier die Möglichkeit, Zeit für jene Dinge zu gewinnen, die Ihnen wirklich am Herzen liegen.

ANREGUNG 5
Sehnsüchte spüren (mit ein wenig Übung jederzeit, Augenblicke)

Was würden Sie gerne tun, wenn Sie Zeit dafür hätten? Oft spüren wir gerade in stressigen Zeiten, welche Sehnsüchte wir haben: Ach, hätte ich nur Zeit, würde ich gerne dieses oder jenes Buch lesen, einen Sprachkurs machen, regelmäßig Sport betreiben, mich mit X treffen, meinen Hobbys nachgehen, wieder einmal nach … fahren, in der Badewanne liegen … Schreiben Sie auf, wonach Sie sich sehnen.

Oft passiert es, dass Menschen, die viel Stress haben, in plötzlichen oder auch geplanten Ruhephasen kaum etwas mit sich anzufangen wissen, weil Ihnen dann der „Halt des Stresses" fehlt. Wenn Sie in diesen Situationen auf die „Liste Ihrer Sehnsüchte" zurückgreifen können, ist das sehr wertvoll, weil Sie so an Ihre Bedürfnisse erinnert werden.

ANREGUNG 6
Den Tag bewusst abschließen (gut zehn Minuten)

Nehmen Sie sich abends, spätestens bevor Sie zu Bett gehen, nochmals ein paar Minuten Zeit, um den Tag in Ruhe abzuschließen. Am besten halten Sie sich von allen elektronischen Geräten fern. Notieren Sie, was dieser Tag gebracht hat, das entlastet Ihr Gehirn und Sie können später nachblättern, welche positiven Dinge sich ereignet haben.

Drei Anregungen für diese Nachschau (beachten Sie die Reihenfolge, das ist wichtig!)

- Was habe ich heute gelernt, bzw. was ist nicht wie erwartet gelaufen?

- Was habe ich heute gut gemacht?
- Wofür bin ich heute dankbar (weil es zum Beispiel von selbst passiert ist, einfach da war etc.)?

Das, was wir zuletzt denken, kann nachts im Gehirn noch weiterarbeiten. Deshalb ist es gut, wenn Sie sich den positiven Dingen zum Schluss zuwenden und sich kurz vor der Nachtruhe von Weltnachrichten, in welcher Form auch immer, fernhalten.

ANREGUNG 7
Die Stimmung beeinflussen (einen Wimpernschlag, vielleicht zwei)

Im Grunde können wir jede einzelne Sekunde entscheiden, wie wir mit den aktuellen Gegebenheiten umgehen. Da das jedoch viel zu anstrengend wäre, laufen wir oft auf „Autopilot" – und gehen davon aus, zu wissen, was auf uns zukommen wird. Trotzdem: Sie können „die Sache" hin und wieder auch spielerisch angehen. Versuchen Sie zum Beispiel, wenn Sie Lust haben, Antworten auf diese Fragen zu finden:

- Wie können Sie Ihre eigene Stimmung positiv beeinflussen? Geht das in der Natur, durch Musik oder Bewegung? Mit bestimmten Menschen, Ihrem Haustier, durch Filme, Gedanken? Hilft Ihnen ein Lächeln, eine Umarmung?
- Worauf freuen Sie sich jetzt schon?
- Wobei sind Sie so richtig in Ihrem Element?
- Welche Erinnerungen tun Ihnen besonders gut?
- Was passiert, wenn Sie jemanden anlächeln?

VON DER LUSTLOSIGKEIT ZUR SINNLICHEN WAHRNEHMUNG

Eine Anregung und fünf Forschungsaufträge

Ich wünschte, es wäre ein viel zu düsteres Bild, das ich hier zeichne: Zu viele Menschen laufen mehr oder weniger ständig auf Autopilot, funktionieren, halten durch. Und verlieren so manchmal recht rasch und ohne es zu bemerken den Zugang zu einer gesunden, sinnlichen Wahrnehmung. Stattdessen ernten sie Frust, Lustlosigkeit, bemerken ihre Möglichkeiten nicht mehr und können sogar den Zugang zu ihren Gefühlen verlieren.

Tatsächlich „verwendet“ unser Körper alle fünf anerkannten Sinne, so gut es geht, ganz automatisch und – oft – unbewusst. Das hilft natürlich dabei, Situationen und Stimmungen ganz rasch wahrzunehmen – was letztendlich sogar überlebensnotwendig sein kann. Wir bemerken, wenn ein Lebensmittel verdorben ist und stinkt, lassen los, wenn wir einen zu heißen Gegenstand angegriffen haben … Aber: Auch wenn unsere Sinne offensichtlich funktionieren, kann es sein, dass wir von Lust, Genuss oder Sinnlichkeit meilenweit entfernt sind – selbst wenn wir Sätze sagen wie „Ich fühle mich wohl“ oder „Ich fühle mich gar nicht wohl.“

Lassen Sie sich nun mitnehmen auf eine kleine Forschungsreise, um Ihre Sinne wieder mehr für Ihre bewusste Wahrnehmung zu schärfen. Denn nur so kommen Sie mit Ihrer Lebendigkeit, Ihrer Intuition und Lebensfreude wieder in Verbindung. „Scharfe“ Sinne sind

Grundvoraussetzung für das Leuchten der Augen und sie ermöglichen, dass man sich tatsächlich für etwas begeistert und sogar Euphorie oder Ekstase entsteht kann.

Finden Sie im Folgenden eine klassische Achtsamkeitsübung und fünf Forschungsaufträge. Erst wenn Sie wieder einen Zugang zu Ihren Sinnen gefunden haben, sind Sie besser und sensibler im Hier und Jetzt, also im Moment, angekommen.

Achtsamkeitsübung: In Sinnlichkeit eintauchen – Übung aus dem MBSR (ca. fünf Minuten)

Diese kleine Übung möchte Sie recht komprimiert in den Gebrauch Ihrer Sinne einführen. Sie kommt aus der „Mindfulness-Based Stress Reduction" (MBSR) und soll Ihnen zeigen, wie Sie den Zauber des Anfangs einfangen und Ihren Erkundungsgeist anregen – die Methode lädt Sie also ein, etwas so neugierig zu erforschen, als wäre es tatsächlich vollkommen neu für Sie.

Nehmen Sie einen – gut gewaschenen – Apfel, eine Birne etc. oder auch „nur" eine Rosine bzw. anderes getrocknetes Obst zur Hand. Machen Sie die folgende Übung wirklich langsam und lassen Sie die einzelnen Eindrücke auf sich wirken.

- Im ersten Schritt legen Sie das Obst einfach vor sich hin und betrachten es in aller Ruhe und ganz intensiv: Was sehen Sie? Was genau?
- Wenn Sie es dann in die Hand nehmen: Sehen Sie nun viel

mehr? Wie fühlt sich der Apfel, die Rosine an? Erspüren Sie die Frucht: Ist sie glatt, weich, fest, samtig, kühl etc.?

- Nehmen Sie das Stück Obst nun und halten Sie es direkt unter Ihre Nase. Riechen Sie daran, schnuppern Sie: Wie ist sein Duft, zart oder intensiv? Mögen Sie seinen Geruch?

- Wenn Sie das Obst nun ganz vorsichtig zum Ohr führen: Können Sie es hören – zum Beispiel, wenn Sie es ganz leicht zwischen Ihren Fingern bewegen? Lassen Sie sich Zeit und hören Sie genau hin.

- Dann berühren Sie die Birne, die getrocknete Banane … mit Ihren Lippen – spüren Sie die Frucht? Ist sie feucht oder trocken? Was passiert in Ihrem Mund? Läuft Ihnen dort vielleicht das Wasser zusammen?

- Nehmen Sie das Obst nun und legen Sie es auf Ihre Zunge. Was empfinden Sie? Vergleichen Sie das Gefühl auf den Lippen mit dem Gefühl auf der Zunge: Ist es ähnlich oder gleich?

- Nun dürfen Sie einmal „zubeißen". Schieben Sie den Bissen ganz vorsichtig im Mund herum. Was können Sie beobachten? Hat das Obst an unterschiedlichen Stellen auf der Zunge einen anderen Geschmack?

- Kauen Sie nun langsam und bewusst, halten Sie dabei aber manchmal inne. Kauen Sie so lange, bis das ganze Stück fein zermahlen ist. Schlucken Sie dann, bis Sie nichts mehr im Mund haben und spüren Sie dem Obstbrei ganz bewusst bis in den Rachenraum nach.

FORSCHUNGSAUFTRAG 1
Sinnlich sehen

Heute sind Sie eingeladen, sich ganz dem sinnlichen Sehen, quasi der „Seh-Lust“ hinzugeben. Was sehen Sie gerne? Woran können Sie sich nicht sattsehen? Wem könnten Sie stundenlang zusehen? Wenn Sie an Sinnlichkeit denken, welche Bilder tauchen dann vor Ihrem inneren Auge auf? Welche Ihrer Körperteile finden Sie attraktiv? Welchen am attraktivsten? Wann finden Sie sich selbst besonders schön? Welche äußeren Merkmale finden Sie an anderen Menschen sexy? Wenn Sie in einer Beziehung leben: Was sehen Sie an Ihrem Partner, Ihrer Partnerin besonders gerne? Was gefällt Ihnen richtig gut? Lieben Sie den tiefen Blick in seine Augen? Gefallen Ihnen seine Schultern oder Beine? Hat optische Sinnlichkeit für Sie immer etwas mit Menschen zu tun? Oder auch mit Gegenständen? Mit Natur? Mit Farben? Mit Formen? Mit Licht?

Gehen Sie heute mit offenen Augen durch die Welt, beobachten Sie, was Ihnen gut gefällt und erkunden Sie, was Sie sinnlich finden. Wenn Sie sich am Ende des Tages ein Geschenk machen wollen, notieren oder zeichnen Sie Ihre Eindrücke, sammeln Sie Fotos und halten Sie so die wunderbaren Bilder Ihrer Erkundungen fest.

FORSCHUNGSAUFTRAG 2
Sinnlich hören: der „Ohrgasmus“

An diesem Tag geht es um all die Dinge, die Sie hören. Wahrscheinlich prasseln im Laufe eines Tages viele Geräusche und Stimmen auf Sie ein. Heute dürfen Sie ganz bewusst den Fokus auf eine angenehme akustische Wahrnehmung legen – und werden dabei natürlich auch bemerken, was nicht so wohltuend für Ihre Ohren ist. Gibt es das eine oder andere unangenehme Geräusch, das Sie reduzieren oder „wegschalten“ können, dem Sie sich vielleicht etwas weniger oft oder lange aussetzen müssen?

Ihr Forschungsauftrag lautet: „Welche akustische Wahrnehmung tut mir spürbar gut?“ Hören Sie heute also besonders aufmerksam hin! Filtern Sie die angenehmen Töne heraus: Gibt es vielleicht eine Stimme, die Sie gerne hören, die Ihnen richtig ins Ohr geht, die Sie besonders berührt oder sogar erotisiert? Welche Musik hören Sie gerne? Gibt es Musik, auf die Ihr Körper besonders reagiert, die Sie ganz intensiv spüren – so, als ob alle Sinne sie aufnehmen würden? Will er sich dazu bewegen, bekommt er eine Gänsehaut? Ist es das Schnurren Ihrer Katze, das Plätschern von Wasser oder das Knistern eines Feuers, das ein besonderes Wohlbefinden hervorruft? Welche Geräusche finden Sie in Ihrem Alltag, die Sie wirklich mögen? Vielleicht ist es auch das Blubbern Ihrer Kaffeemaschine, das zarte Geräusch Ihres schlafenden Kindes oder das leise „Flapp“, wenn Sie Ihr Notebook zuklappen?

Welche Geräusche „machen Sie richtig an“? Hören Sie gerne Worte oder den Atem Ihres Partners, wenn Sie einander berühren oder gerade Sex haben? Genießen Sie es, wenn er Ihnen ins Ohr brummt oder stöhnt? Legen Sie Ihren Fokus heute auf „Ohrgasmen“.

Wie möchten Sie Ihre akustischen Wahrnehmungen festhalten, um wieder darauf zurückgreifen zu können und sich Ideen zu holen? Möchten Sie sie aufschreiben, zeichnen, fotografieren? Auf Band sprechen?

FORSCHUNGSAUFTRAG 3
Sinnlich spüren

Widmen Sie sich heute dem Spüren – also Ihrem Tastsinn. Was greifen Sie gerne an – welche Materialen mögen Sie? Samt, Holz, Wolle?

Essen Sie gerne mit den Fingern? Kneten Sie gerne Teig? In welcher Kleidung fühlen Sie sich, fühlt sich Ihre Haut besonders wohl? Welche Temperatur mögen Sie gerne?

In der Gesellschaft mancher Menschen fühlen wir uns besonders wohl, mit anderen weniger. Zu wem fühlen Sie sich „hingezogen"? Manchmal empfinden wir beiläufige oder absichtliche Berührungen als angenehm, manchmal weichen wir zurück. Wie ist das bei Ihnen? An welchen Orten fühlen Sie sich so wohl, dass Sie gut entspannen können und ganz zu Hause sind?

> Erste Anregung:
> Berühren Sie jetzt ganz zart Ihre eigenen Hände – mit oder ohne Druck, mit Streichbewegungen und ohne, reiben Sie die Handflächen ganz langsam aneinander oder auch ganz fest.

Wie berühren Sie gerne Ihren Partner oder andere liebgewonnene Menschen? Ganz zart, sodass sich die Härchen aufstellen? Sind Sie manchmal auch zupackend? Wie spürt er oder sie sich an? Welche Stellen berühren Sie an ihm, an ihr besonders gerne? Wie werden Sie gerne berührt – um sich selbst gut zu spüren?

> Zweite Anregung (funktioniert auch alleine):
> Haben Sie schon einmal probiert, die Streichelgeschwindigkeit zu variieren? Oder statt mit den Fingerkuppen mit den Fingerrücken zu streicheln? Mit zart eingesetzten Fingernägeln? Welche Intensität mögen Sie beim Streicheln besonders gerne, wie viel Druck mögen Sie? An welchen Körperstellen sind Sie besonders erregbar?

Reflektieren Sie das Thema abends mit besonderem Augenmerk. Was spüren Sie täglich, was nur manchmal? Wie können Sie öfter in

Situationen kommen, die Ihr Spüren und Ihren Tastsinn erfreuen? Halten Sie auch diese Eindrücke fest.

FORSCHUNGSAUFTRAG 4
Sinnlich riechen

Manchmal geht uns etwas nicht unter die Nase, manchmal können wir jemanden nicht riechen. Diese Redewendungen zeigen, wie sehr der Geruchssinn unsere Bewertungen mitbestimmt.

Heute lade ich Sie ein, sich ganz besonders mit diesem Sinn auseinanderzusetzen. Beginnen Sie damit schon morgens im Bad oder beim Frühstück: Welche Gerüche mögen Sie? Meist sind wir zu dieser Zeit ja „guten" Gerüchen ausgesetzt, wir verwenden ein frisches Deo oder ein feines Parfum, genießen den Duft von Kaffee oder Tee. Im Laufe des Tages gibt es für unsere Nase neben angenehmen Herausforderungen aber immer wieder auch unangenehme. Versuchen Sie an diesem Tag dennoch, Ihren Fokus voll und ganz auf Wohlgerüche zu legen.

Der Geruchssinn ist jener Sinn, der am unmittelbarsten und nicht steuerbar „ins Gehirn führt". Vielleicht kennen Sie Situationen wie diese: Der Duft eines ganz bestimmten Gewürzes steigt in Ihre Nase – und schon sitzen Sie auf der Küchenbank Ihrer Großmutter und warten darauf, dass der Apfelkuchen aus dem Ofen geholt wird. Sie erhaschen den Hauch eines Parfums – und da steht Ihr Vater und macht sich vor dem Spiegel fürs Ausgehen fein.

Gibt es Tage, an denen Ihr Geruchssinn besonders ausgeprägt ist? Wenn Sie heute mehr Dinge als üblich beschnuppern wollen, was könnten Sie tun? An Ihrem Essen riechen, bevor Sie es in den Mund nehmen? Auf dem Heimweg jene Straße wählen, die an einer Bäckerei vorbeiführt oder an einer Parfümerie? Riechen Sie gerne

Leder? Wann waren Sie das letzte Mal bei einem Schuster oder in einem Ledergeschäft? Haben Sie schon einmal an Ihrer Zeitung gerochen? Wie riecht Ihr Partner? Wann riechen Sie ihn besonders gerne? An welchen Stellen schnuppern Sie am liebsten?

Auch für diesen Bereich gilt: Registrieren Sie, was Sie nicht so gerne riechen, aber sammeln Sie vor allem angenehme Gerüche, das bringt Wohlgefühl für Ihre Nase.

FORSCHUNGSAUFTRAG 5
Sinnlich schmecken

Hoffentlich stecken Sie nicht gerade in einer Diät – falls doch, dann hoffentlich in einer, die gut schmeckt und die Sie auch genießen können. Heute ist nämlich der Geschmackssinn dran.

Achten Sie im Laufe dieses Tages auf alles, was Sie über Ihre Zunge wahrnehmen, nicht nur auf die fünf Geschmacksrichtungen, die wir grundsätzlich unterscheiden können: Unser Essen ist süß, salzig, bitter, sauer und/oder umami, aber auch fest, glatt, cremig, knusprig und vieles mehr. Welche Konsistenz mögen Sie besonders gerne? Lieben Sie das Kühle, leicht Schmelzende einer Eiscreme? Oder die Wärme und Weichheit von Kartoffelbrei? Versuchen Sie auch wahrzunehmen, wie sich Getränke anfühlen: Selbst einen Schluck Wasser kann man mit Genuss über die Zunge gleiten lassen. Beobachten Sie zudem, wie intensiv oder rasch Sie kauen. Der Geschmack vieler Lebensmittel verändert sich mit der Dauer des Kauens. Wollen Sie ein paar Bissen ganz bewusst und achtsam genießen?

Anregung: Wenn Sie jemanden haben, mit dem Sie heute den Fokus gemeinsam aufs Schmecken legen können, dann lassen Sie sich füttern – bei geschlossenen Augen, sodass Sie nicht sehen, was Sie in den Mund bekommen. Sollten Sie es alleine probieren wollen, können Sie zum Beispiel Äpfel, Birnen, Karotten, Kohlrabi usw. in etwa gleich große Stücken teilen, gut miteinander vermengen und dann mit geschlossenen Augen zugreifen. Erraten Sie gleich, was Sie kauen? Diese Übung macht auch mit – großen wie kleinen – Kindern Spaß.

Wie schmeckt Ihr Partner? Wie seine Lippen, seine Küsse? Haben Sie schon einmal probiert, wie seine Haut schmeckt, wenn Sie etwas Feines von ihr ablecken, zum Beispiel Vanillesauce oder Schokolade? Mögen Sie Oralverkehr?

Manche Geschmäcker rollen breit über die gesamte Zunge, andere tänzeln ganz zart über den Gaumen. Machen Sie sich heute auf die Suche nach dem Wohlgeschmack, nach dem Genuss, der auf der Zunge zergeht. Halten Sie auch diese Eindrücke fest – so wie es für Sie passt. Nützen Sie diese Aufzeichnungen später, wenn Sie sich selbst verwöhnen wollen.

Dieser QR-Code lädt Sie zu einer akustischen und sinnlichen Meditation ein. Nützen Sie ihn und lassen Sie sich verführen, hören Sie hinein!

Was Sex mit Essen zu tun hat

Gerne vergleiche ich Sex mit Essen. Beides sind sehr genussvolle Möglichkeiten, uns selbst und andere zu verwöhnen. Manchmal reicht ein schneller Snack, am besten im Stehen, vielleicht an der Imbissbude, „mit alles und scharf!" Manchmal genießen wir gerne ein abwechslungsreiches, mehrgängiges Menü und freuen uns über jeden „Gruß aus der Küche". Dazwischen liegen unendlich viele Variationen, die uns Freude machen. Beim Essen und beim Sex.

Im Laufe unseres Lebens haben wir einmal mehr, einmal weniger Hunger, hin und wieder einen speziellen Gusto, eindeutige Lieblingsspeisen und echte Abneigungen. Es gibt Menschen, die essen am liebsten immer dasselbe, und es gibt Menschen, die gerne auch neue Speisen kennen lernen – Kochen und Essen ist für sie eine kreative Betätigung, selten nur kommt Bekanntes auf den Tisch.

Wie genießen Sie?

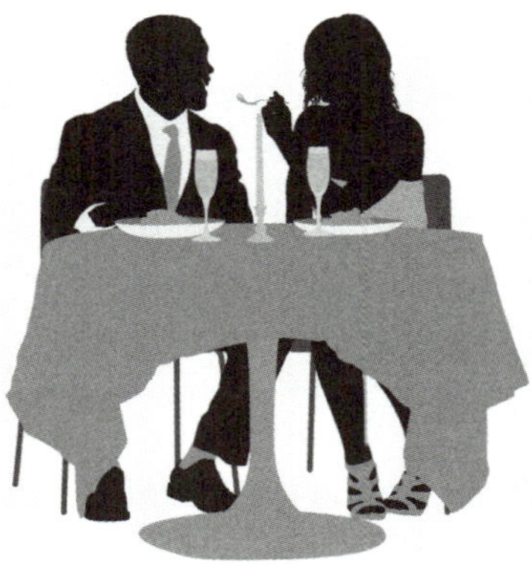

WAS DENKEN SIE ÜBER IHREN KÖRPER UND ÜBER SEX?

Sechs Anregungen für frische Einsichten

Wie schon im Kapitel „Wie wir ticken“, ab Seite 56, besprochen, haben zu viele Frauen kein liebevolles oder zumindest entspanntes Körperbewusstsein. Wir gehen mit uns in einer Anspruchshaltung und Strenge um, die wir einem anderen niemals zumuten würden. Fakt ist: Ihr Körper ist der beste, den Sie haben – er verdient es, dass Sie ihn wohlwollend betrachten, gut für ihn sorgen und liebevoll über ihn denken.

Mit großer Wahrscheinlichkeit gehören Sie zu jenen Menschen, die eine gute Bildung genossen haben und deren Grundbedürfnisse gesichert sind – Sie haben eine Wohnung, in der Sie, wenn's kalt ist, nicht frieren müssen, verfügen über genügend Essen und Kleidung und dürfen sicher schlafen. Zudem fühlen Sie sich anderen Menschen zugehörig und sind so weit gefestigt, um sich mit ihrer persönlichen Entwicklung befassen zu können. Das ist nicht für alle Menschen selbstverständlich. Seien wir dankbar für das, was wir haben, und nicht zu streng mit unseren Speckröllchen oder Augenfalten, mit dem zu kleinen oder zu großen Busen, der „falschen“ Kleidergröße, den viel zu schmalen Lippen …

Sie haben die Wahl: Die Bewertung Ihres Körpers entsteht in Ihrem eigenen Kopf und macht entweder Stress, weil Sie vermeintliche Mängel sehen, oder sorgt für Entspannung und Gesundheit: Eine ablehnende Haltung hat nur negative Folgen, investieren Sie stattdessen in die Entwicklung guter und nährender Gedanken.

Unser eigenes Denken kann uns sehr dabei unterstützen, unser Leben und unseren Körper wieder positiv und liebevoll wahrzunehmen. Schließlich ist es ausschließlich dieser Körper, der uns durch unsere Sinne Wohlgefühl wahrnehmen sowie Lust und Erregung, Freude und Liebe empfinden lässt – warum kämpfen wir so oft gegen ihn? Es könnte so viel einfacher sein, ihn zu nehmen, wie er ist, und ihn in allen Belangen zu fördern.

Setzen Sie eine andere, „weichere" Brille auf – die folgenden Anregungen können eine Orientierung sein und wollen Ihnen helfen, diesen Blickwinkel zu kultivieren.

**„Gesundheit ist nicht alles,
aber ohne Gesundheit ist alles nichts."**

Arthur Schopenhauer

Unzufriedenheit mit uns und unserem Körper fördert Stress, raubt Kraft und mindert das Wohlgefühl. Also: Welche Gedanken wählen Sie jetzt?

Perspektivenwechsel

Wir wissen nie, welche Trends auf uns zukommen werden. Man stelle sich vor: Plötzlich ist nicht mehr Jugendlichkeit, sondern „50 plus, natürlich und faltig" DAS Schönheitsideal (vielleicht wegen der Babyboomer-Generation)? Oder weibliche, üppige Körper, die Wohlstand ausdrücken? Was wäre dann?

ANREGUNG 1
Eine kleine mentale Herausforderung

Was ist das überhaupt: sinnlich, erotisch, sexy? Trifft das immer nur auf die anderen zu? Notieren Sie zumindest drei Dinge, die Sie an anderen Frauen wirklich besonders sinnlich, erotisch oder sexy finden, egal ob Sie diese Merkmale alle in einer Person entdecken oder an mehreren. Sind es die sinnlichen Lippen, ist es der Gang oder das Lachen Ihrer besten Freundin? Nehmen Sie sich die Zeit, die Sie brauchen, um herauszufinden, was am besten entspricht. Haben Sie alles notiert?

Lesen Sie jetzt, am besten laut, was Sie aufgeschrieben haben. Und stellen Sie dann jedem sinnlichen, erotischen, sexy Attribut ein „Ich genieße an mir …" voran: Ich genieße an mir meine sinnlichen Lippen. Was macht das mit Ihnen? Denken Sie, dass das ja gar nicht stimmt? Probieren Sie es noch einmal! Sie alleine bewerten Ihre Lippen. Natürlich sehen diese anders aus als die Lippen Ihrer besten Freundin, es sind ja auch Ihre – trotzdem: Sagen Sie es noch einmal …

Diese kleine Übung zeigt auf, was wir selbst gerne hätten, also wo wir unter Umständen unser „Defizite" sehen, und möchte diese Bewertung aufweichen.

Ihr neues Motto könnte heißen: Ich heile mich selbst und andere durch den Austausch von Lebendigkeit, Sinnlichkeit, Lust und Zärtlichkeit.

ANREGUNG 2
Ja, ich bin sexy! Wann sagen Sie das zu sich selbst?

Heute sind Sie eingeladen, für sich selbst zu klären, was es eigentlich bedeutet, sinnlich, erotisch, sexy zu sein? Hat es etwas mit dem Aussehen zu tun? Oder mehr mit dem Gefühl? Mit einer gewissen Stimmung oder mit Berührungen? Wann fühlen Sie sich selbst, ohne Feedback von anderen, besonders weiblich und wohl?

Für manche verändert sich das Körpergefühl mit einer bestimmten Kleidung, mit Wäsche oder Schuhen. Hat Sinnlichkeit für Sie vor allem etwas mit rotem Lippenstift zu tun? Fühlen Sie sich dann erotisch und weiblich, wenn Sie lachen oder sich zur Musik bewegen, wenn Sie Sport machen?

Das Gefühl für das eigene Körperwohlbefinden hängt auch mit Körperhaltung oder Körperspannung zusammen.

- Selbstversuch 1: Lassen Sie die Schultern hängen und machen Sie sich krumm. Meist hängen bei dieser Haltung automatisch auch die Mundwinkel hinunter. Fühlen Sie sich nun wohl?

- Selbstversuch 2: Stellen Sie sich aufrecht hin, strecken Sie die Arme zur Decke, lassen Sie den Blick folgen, hüpfen Sie leicht und sagen Sie: Ich bin schlecht drauf! Das gelingt nicht wirklich, oder? Bisher hat noch jeder meiner Klienten in dieser Situation sofort losgelacht!

ANREGUNG 3
Was denken Sie selbst über Ihre Sexualität?

Wie viel Lust erlauben Ihnen Ihre Erziehung, Ihre Erwartung, Ihr innerer Kritiker oder Ihr Unterbewusstsein? Wie viel Hingabe darf es für Sie sein, wie viel Kontrollverlust? Was haben Sie im Laufe Ihres Lebens alles gehört, gelesen oder erlebt, das Ihnen vermittelt hat, wie Sie Lust und Hingabe zu bewerten haben? Steht Ihnen Ihrer Meinung nach eine freie und lustvolle Sexualität zu?

In diesem Buch haben Sie bereits einiges über gängige hinderliche Glaubenssätze gehört. Ob bewusst oder unbewusst, wir alle tragen Meinungen über „richtig“ oder „falsch“ mit uns herum, wir alle sind geprägt von mehr oder weniger gut gemeinten Ratschlägen, von Erfahrungen, Filmen und vielem mehr. Manche dieser Ansichten hindern uns nachhaltig daran, selbstbewusst und leidenschaftlich zu lieben bzw. uns fallen zu lassen: So glauben manche Frauen, dass sie sexuell funktionieren müssen, um den anderen oder die andere zu befriedigen, manche fühlen sich nicht schön genug oder denken, dass sie ihre Lust und Geilheit nicht zeigen dürfen.

Bitte notieren Sie alle hinderlichen „Glaubenssätze“, die Ihnen selbst einfallen – Anregungen finden Sie hier, vervollständigen Sie die Sätze und/oder setzen Sie die Liste einfach fort, ohne lange nachzudenken:

- Wenn ich mich wirklich fallen lasse, …
- Ich fühle mich nur dann besonders begehrt, wenn ich …
- Um mich richtig sexy und attraktiv zu fühlen, muss ich erst …
- Ich darf keinesfalls zeigen, dass …
- Damit ich als erotische Frau gesehen werde, muss ich …
- Ich bekomme immer nur dann Sex, wenn …
- Frauen dürfen beim Sex keinesfalls …

Versuchen Sie, den einen und wichtigsten Glaubenssatz herauszufiltern und nehmen Sie ihn mit folgenden Fragen unter die Lupe:

- Ist das wirklich wahr?
- Wer sagt das?
- Wie geht es mir, wenn ich das denke?
- Welche Gegenbeispiele finde ich?
- Was wäre, wenn das Gegenteil genauso wahr wäre?
- Wie geht es mir, wenn ich das Gegenteil denke?
- Welche Gedanken könnten meine Haltung dazu ändern?
- Welche Gedanken könnten es leichter machen?
- Wodurch könnte Heilung eintreten?

Einen Satz zu durchleuchten ist intensiv genug, lassen Sie den dadurch eingeleiteten Umdenkprozess setzen – nehmen Sie sich Zeit dafür.

Unsere Gedanken können wir vielleicht nicht mit einem Aha wegwischen, aber wir können ein paar neue, freiere „einpflanzen".

ANREGUNG 4
Gestalten Sie Ihr Wohlfühl-Moodboard

Sammeln Sie Erinnerungen, Worte, Fotos, Komplimente, Geschichten und Wohlgefühle von Situationen, in denen Sie ganz lebendig waren, ganz in Liebe, ganz entspannt oder fröhlich. Sammeln Sie einfach alles, was da war oder noch immer da ist und was Ihnen jetzt schon guttut. Schreiben, zeichnen oder kleben Sie diese Schätze entweder in ein Heft oder gestalten Sie eine – virtuelle – Pinnwand. In welcher Form auch immer, beschenken Sie sich damit. Nehmen Sie Ihre Vision in dieses bunte Bild auf – welche Wohlfühl-Qualitäten möchten Sie noch stärker leben? Mehr Lust? Mehr Sinnlichkeit? Was können Sie selbst dazu beitragen?

Mit diesem Moodboard haben Sie einerseits immer vor Augen, wie wertgeschätzt, geliebt und wunderschön Sie jetzt schon sind. Zugleich können Sie es dazu nützen, sich selbst immer wieder an die wichtigen Aspekte und Qualitäten in Ihrem Leben zu erinnern, diese bewusster zu genießen oder zu vermehren. Gestalten Sie also Ihre persönliche „Ressourcen-Schatzkiste“ des Wohlfühlens und nehmen Sie sich immer wieder Zeit, diese ganz aufmerksam zu betrachten und weiterzuentwickeln.

ANREGUNG 5
Finden Sie Gleichgesinnte

Austausch und Unterstützung können sehr wohltuend sein. Allerdings ist es stets ratsam, die „richtigen“ Personen ins Vertrauen zu ziehen – Menschen, zu denen Sie, in diesem Fall, keine sexuelle Beziehung haben oder hatten. Optimal wäre ein konstruktiver und fördernder Austausch, vielleicht mit einer kleinen Gruppe von Frauen, sodass Sie deren Sichtweise und damit die verschiedensten Blickwinkel kennen lernen können.

Wenn Sie Ihre Einstellung zu Ihrer Sexualität erkunden und positiver gestalten, macht das auch etwas mit den Menschen, mit denen Sie Ihre Gefühle gerne teilen. Eine positive Auswirkung könnte auch sein, dass Sie gerade dadurch andere Menschen anziehen.

ANREGUNG 6
Kultivieren Sie den Austausch von Komplimenten unter Freundinnen

Jede von uns hat bestimmte, oft unbewusste Bilder im Kopf. Nun wollen wir herausfinden, welche das sind. Durchforsten Sie Ihren Kopf und spielen Sie mit Ihren Gedanken – gerne auch im Austausch mit Ihrer „Runde der Gleichgesinnten", zum Beispiel mit wirklich guten, liebevollen Freundinnen. Es hilft Ihnen, herauszufinden, was es für Sie ganz persönlich bedeutet, sich in Ihrem Körper wohl und dabei sinnlich und erotisch zu fühlen. Tauschen Sie also ganz bewusst liebevolle Blickwinkel und Komplimente aus. Kultivieren Sie diese wunderbaren Wohlfühlmomente, die der Seele und dem Körper schmeicheln.

Lassen Sie uns antiquierte Muster mit ihren lebens- und lustfeindlichen Tabus zur Sexualität rebellisch, aber in unserem eigenen Tempo sprengen! Echte „Rebellion" ist konstruktiv, positiv und kreativ. Sie lässt neuen Raum für Wahrheit, Ehrlichkeit, Lebendigkeit und Liebe entstehen.

KÖRPERWAHRNEHMUNG MIT ALLEN SINNEN

Ich vertraue mich dem Empfindungsreichtum meines Körpers und der Intelligenz meiner Sinne an.

Haben Sie sich bereits mit den Vorschlägen des vorigen Kapitels auseinandergesetzt, sind Sie in der Lage, Ihrem Körper bereits ganz bewusst liebevolle Blicke zu schenken? Die folgenden Anregungen können Ihnen nun bei der sinnlichen Erforschung helfen. Lernen Sie Ihren Körper kennen, nehmen Sie ihn wahr, spüren Sie ihn ganz bewusst von innen, hören Sie in ihn hinein, aber begreifen Sie ihn auch von außen, sehen und riechen, ja schmecken Sie ihn.

ANREGUNG 1
Wahrnehmung Ihres Körpers

Richten Sie Ihre Aufmerksamkeit heute auf etwas ganz Selbstverständliches: Wann, wobei und wie berühren Sie selbst Ihren Körper? Schon während eines einzigen Tages gibt es unzählige, oft unbewusste und automatisch ablaufende Berührungen. Heute sind Sie eingeladen, sich diese bewusst zu machen. Es beginnt spätestens morgens im Bad …

Fällt Ihnen auf, wann, wo und wie oft Sie Ihren Körper berühren? Morgens beim Duschen und Eincremen, immer wieder zwischendurch beim Händewaschen, beim An- und Ausziehen, auf der Toilette? Wie nehmen Sie die Berührungen Ihres Körpers wahr? Was ist angenehm für Sie? Was weniger? Welche Körperstellen berühren Sie oft, welche gerne? Gehen Sie mit diesen und ähnlichen Fragen durch den Tag und halten Sie abends damit eine Rückschau.

ANREGUNG 2
Im Körper ankommen

Heute sind Sie eingeladen, sich Ihre liebste Tanzmusik anzuhören. Gehen Sie dabei zuerst einfach durch den Raum. Wie fühlen Sie sich? Beginnen Sie dann, nur mit den Beinen zur Musik zu tanzen, der Rest Ihres Körpers bleibt ruhig. Nach einigen Takten nehmen Sie Ihr Becken dazu. Genießen Sie es, spüren Sie bewusst ins Becken hinein. Erst danach beginnen Sie, den Oberkörper, später auch Schultern, Arme, Hände und zu guter Letzt den Kopf mitzubewegen. Tanzen Sie, wie Sie Lust haben, bewegen Sie sich ganz frei.

Gehen Sie nun wieder durch den Raum: Wie fühlen Sie sich? Was spüren Sie? Bleiben Sie stehen und kneten Sie Ihren gesamten Körper vom Kopf bis zu den Zehen (oder umgekehrt) durch. Gehen Sie dann wieder durch den Raum: Wie fühlen Sie sich jetzt? Gibt es noch Körperstellen, die Sie nicht so gut spüren? Kneten Sie diese, bis Sie Ihren ganzen Körper richtig gut wahrnehmen.

ANREGUNG 3
Den Körper betrachten

Betrachten Sie sich im Spiegel: Wie stehen Sie jetzt gerade da? Was verändert sich, wenn Sie sich straffen und die Schultern nach hinten ziehen oder wenn Sie sie nach vorne fallen lassen? Was verändert sich, wenn Sie Ihren Nabel ganz langsam in Richtung Ihrer Wirbelsäule bewegen und dann wieder locker lassen? Wenn Sie die Knie entspannen oder durchstrecken? Was verändert sich, wenn Sie sich vorstellen, dass an Ihrem Hinterkopf ein Seil befestigt ist, mit dem

Sie jetzt aufgerichtet und nach oben gezogen werden? Möchten Sie sich eine imaginäre Krone aufsetzen? Was passiert, wenn Sie sich ein Lächeln schenken und sich vielleicht sogar ein Kompliment machen? Spüren Sie einen Unterschied?

Sehen Sie im Spiegel nur jene Dinge, die Ihnen nicht gefallen? Dann stellen Sie sich vor, eine liebe Freundin erzählt, was sie an Ihnen mag – ist es vielleicht Ihre Augen- oder Hautfarbe? Ist es Ihr Lachen oder Ihr Busen? Sind es Ihre Wimpern, Hände, Haare, ist es Ihr toller Hintern? Natürlich können Sie auch „wirklich" einen Menschen fragen, der Sie kennt und mag – und ihm im Austausch auch gerne sagen, was Ihnen an ihm besonders gefällt (eigentlich sollte man das ohnehin öfter machen!).

Inspiration: Spielen Sie bewusst mit Ihrer Körperhaltung und kleinen Veränderungen, auch im Alltag. Ob an der Supermarktkasse, in der Kantine, am Schreibtisch, im Auto, in der U-Bahn – erspüren Sie, dass sich Ihr Befinden relativ einfach verändern lässt und dass Sie es in Richtung Wohlbefinden lenken können, wenn Sie Ihrem Körper bewusst Aufmerksamkeit und liebevolle Gedanken schenken.

ANREGUNGEN 4 BIS 10
Wir bleiben ein paar Tage in der Dusche

Kaum eine von uns Frauen ist mit ihrem Körper in allen Details zufrieden. Oft nehmen wir ihn nicht einmal wahr, registrieren nicht, wie selbstverständlich er für uns da ist und wie er sich anspürt. Manchmal widmen wir ihm erst dann Zeit und Aufmerksamkeit, wenn er krank geworden ist.

Fakt ist, wir haben genau diesen und nur diesen einen Körper. Wenn wir zumindest versuchen, ihn so, wie er ist, liebevoll und mit aller

Aufmerksamkeit zu begreifen, so ist das ein guter Schritt in Richtung Wohlbefinden. Setzen wir uns also in Bewegung und widmen wir uns hier ganz gezielt einer positiven Körperwahrnehmung.

Die Übungen für diese Woche können Sie in Ihre übliche Duschsituation einbinden. Sollten Sie lieber in die Wanne steigen, adaptieren Sie die Vorschläge einfach für das Baden. Und wenn Sie das Training lieber mit dem Ritual des Eincremens verbinden möchten – nur zu. Verknüpfen Sie die positive Wahrnehmung Ihres Körpers mit einer für Sie passenden Alltagssituation. Verwenden Sie einen Schwamm oder Lappen für die Körperreinigung? Möchten Sie es einmal ohne versuchen und für noch mehr Sinnlichkeit einfach nur Ihre Hände ans Werk lassen?

Die Übung wird Sie an allen sieben Tagen kaum Zeit kosten, bedarf aber einer gewissen Aufmerksamkeit. Machen Sie sich ans Werk und versuchen Sie hin und wieder, Ihre Wahrnehmungsperspektive zu verschieben.

Dringende Empfehlung – für alle Tage: Es ist sehr wichtig, was Sie während der „Prozedur" denken. Sehr wohltuend wäre es, Sie könnten Ihre Gedanken in etwa diese Richtung lenken: Das ist mein weiblicher Kopf, mein weibliches Gesicht, meine weibliche Nase, mein wunderbarer Kopf, mein wunderbares Gesicht, mein wunderbares Ohr … als Frau! Gestalten Sie, wenn Sie mögen, Ihre persönlichen positiven Sätze: Das ist mein sinnlicher Busen, mein sensationeller Bauch, der mir meine Kinder geschenkt hat, das sind meine kräftigen Beine, die mich bei jedem Schritt so selbstverständlich tragen …

Vielleicht gelingt es Ihnen nicht beim ersten Mal, das, was diese Worte ausdrücken, auch zu empfinden. Probieren Sie es weiter und finden Sie heraus, wie sich die möglicherweise ungewohnten Gedanken anfühlen. Nehmen Sie sich Zeit, in Ihrem Tempo mit Ihren Gedanken zu experimentieren und sich der positiven

Sichtweise anzunähern. Und denken Sie daran: Die Übung ist kein Zaubermittel, es geht hier auch keinesfalls ums Schönreden, sondern lediglich darum, diesen einen Körper so akzeptieren zu lernen, wie er jetzt gerade ist.

Wenn Sie mit einem Bereich Ihres Körpers total unzufrieden sind, dann betrachten Sie bitte im ersten Schritt Ihren Handrücken: Streichen Sie damit beim Waschen über den „verhassten" Körperteil und versuchen Sie, währenddessen zu denken: Das ist mein weiblicher Po, mein wunderbarer Po als Frau!

Igitt, meine Nase ist schrecklich, schnell weiter, wenn Sie beispielsweise so denken, verurteilen Sie diesen Körperteil, er bleibt ein „Störfaktor", den Sie mit sich herumtragen – als etwas, das Sie belastet. Ihre Nase ist nun einmal Ihre Nase. Sie haben nur diese und keine andere. Überlegen Sie einmal: Was mögen Sie an Ihrer Nase? Dass sie so viele Düfte einfangen kann? Dass sich die Haut hier ganz zart anfühlt? Gefällt Ihnen die Form der Spitze? Mögen Sie Ihre Nase im Profil? Spielen Sie mit Ihren Gedanken und probieren Sie herum. Versuchen Sie, etwas zu finden, das Sie an Ihrer Nase mögen – sie kann schließlich viel mehr, als nur mitten in Ihrem Gesicht stehen.

Sie können gerne mit den Körperteilen „spielen", wichtig ist, dass Sie wirklich alle als gleichberechtigt betrachten und keine Stelle auslassen, kein Ohrläppchen und keine Charmelippe. Und jetzt: Ab in die Dusche!

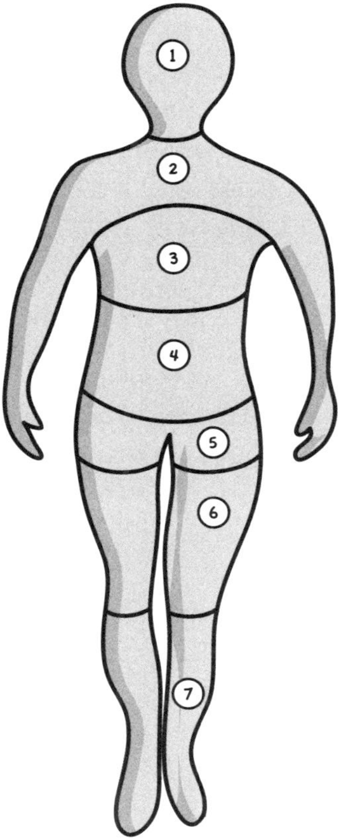

1. Kopf, Haare, Gesicht, Ohren, Hals und Nacken
2. Schultern, Achseln, Arme und Hände
3. Brüste, Dekolleté
4. Bauch
5. Hüften, Gesäß, Geschlechtsteile und Anus
6. Oberschenkel inkl. Knie
7. Unterschenkel und Füße

1. Kopf (Haare, Gesicht …), Ohren, Hals, Nacken
Berühren Sie bitte ganz bewusst Ihren Kopf, während Sie unter der Dusche stehen – Ihre Haare, Ihre Kopfhaut. Wie spürt sich das an? Nehmen Sie Ihre Fingerkuppen oder auch die Handflächen? Wie ist es am angenehmsten für Sie: Wenn Sie Ihre Hände langsamer oder rascher, zarter oder fester bewegen? Was verändert sich, wenn Sie mehr oder weniger Duschgel oder Seife verwenden?

Wie waschen Sie Ihr Gesicht? Nehmen Sie sich ein paar Atemzüge Zeit und spüren Sie, wie Ihre Hände die Gesichtshaut berühren.

Wie fühlt sich das für Ihre Finger an? Wie für Ihre Stirn, Ihre Nase, Ihre Ohren? Spüren Sie kleine, feine Unterschiede? Wissen Sie, wie sich Ihre Augenbrauen anfühlen? Ihr Kinn, Ihre Wangenknochen, Ihr Haaransatz? Ihre Nase oder Oberlippe? Ihre Ohrmuscheln? Die Stelle hinter dem Ohr? Wie mag der Nacken berührt werden, wie der Hals? Vergessen Sie auch nicht das Grübchen am Hals!

2. Schultern, Achseln, Arme, Hände

Widmen Sie sich heute dem Bereich um Ihre Schultern, Arme und Hände, lassen Sie keine Nische, keine Falte aus. Wie fühlen sich die kleinen Mulden an den Schlüsselbeinen an? Wie Ihre Oberarme, Ihre Ellenbögen? Ihre Achselhöhlen? Gibt es bemerkenswerte Unterschiede? Alles gehört Ihnen, wie wunderbar!

3. Dekolleté und Busen

Wie berühren Sie Ihren Busen? Ihr Dekolleté? Die Brustwarzen? Die Falte unter oder zwischen Ihren Brüsten? Tut es gut, die Brüste in den Händen zu tragen? Sie zu massieren? Manche sagen, für Frauen sollte Sexualität immer mit der Massage der Brüste beginnen. Ob das für Sie auch so ist? Widmen Sie sich so hingebungsvoll, wie Sie mögen, Ihrem weiblichen Busen, Ihren wunderbaren Brüsten als Frau.

4. Bauch

Der Bauch: Bei ganz vielen Frauen sieht er anders aus als auf Werbeplakaten. Ihr Bauch ist eben nicht mit Photoshop bearbeitet, er ist, wie er ist, vielleicht hat er auch Ihre Kinder getragen. In Ihrem Bauchraum sind die meisten Organe versammelt – auch sie freuen sich über Ihre Aufmerksamkeit. Wenn Sie Ihren Bauch beim Waschen mit festeren Strichen massieren möchten, beginnen Sie am Besten beim rechten Hüftknochen und wandern Sie von dort im Kreis aufwärts und dann wieder zum linken Hüftknochen hinunter. Auf diese Art und Weise unterstützen Sie Ihren Darm.

5. Hüfte, Gesäß, Geschlechtsteile, Anus

Wie spüren sich Ihre Pobacken an, wie Ihre Hüfte? Heute beachten und begreifen Sie nicht nur Ihren Hintern: Wandern Sie mit Händen und Aufmerksamkeit nach vorne und schenken Sie auch Ihrer Vulva und Ihren Charmelippen Zeit und bewusste Berührungen. Begreifen Sie die Falte zwischen Ihren Schenkeln, lassen Sie Ihre Finger zwischen Ihre Pobacken wandern, so wie es für Sie angenehm und passend ist. Das ist meine Hüfte, mein Anus, meine Vagina, das sind meine Charmelippen … als Frau, meine wunderbar weiblichen Geschlechtsteile.

6. Oberschenkel und Knie

Lieben Sie Ihren Hintern? Dann nehmen Sie ihn, wenn Sie mögen, heute wieder mit. Wandern Sie über Ihren Po die Oberschenkel entlang, fühlen Sie die weichere Innenseite und die vielleicht strammere Außenseite. Mit welchem Schenkel beginnen Sie? Gibt es einen Unterschied zwischen Ihrem linken und Ihrem rechten Schenkel? In jedem Fall sind es Ihre fraulichen, weiblichen, wunderbaren Oberschenkel, genießen Sie sie! Lassen Sie Ihre Finger und Handflächen dann bis zu den Kniekehlen kreisen, spüren Sie Ihre Knie, Ihre Kniescheiben.

7. Unterschenkel und Füße

Zu guter Letzt sind die wunderbaren Unterschenkel und Füße dran, jene Körperteile, die uns bei jedem Schritt unterstützen. Vielleicht widmen Sie den Zehen und Zehenzwischenräumen besonders viel Aufmerksamkeit? Oder lieber den Fußsohlen und Fersen? Den Knöcheln, Waden oder Schienbeinen?

Sie können diese Wahrnehmungsübungen zu einem täglichen Ritual machen, Ihr Körper wird es Ihnen danken! Wie gesagt (und mittlerweile wohl auch erfahren): Es kostet keine Zeit, sondern lediglich Aufmerksamkeit.

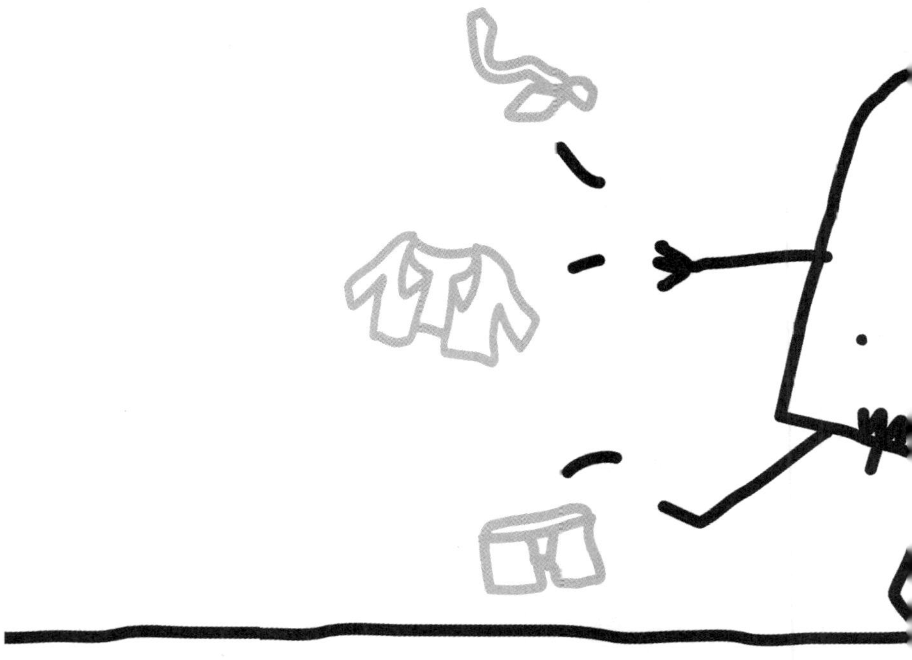

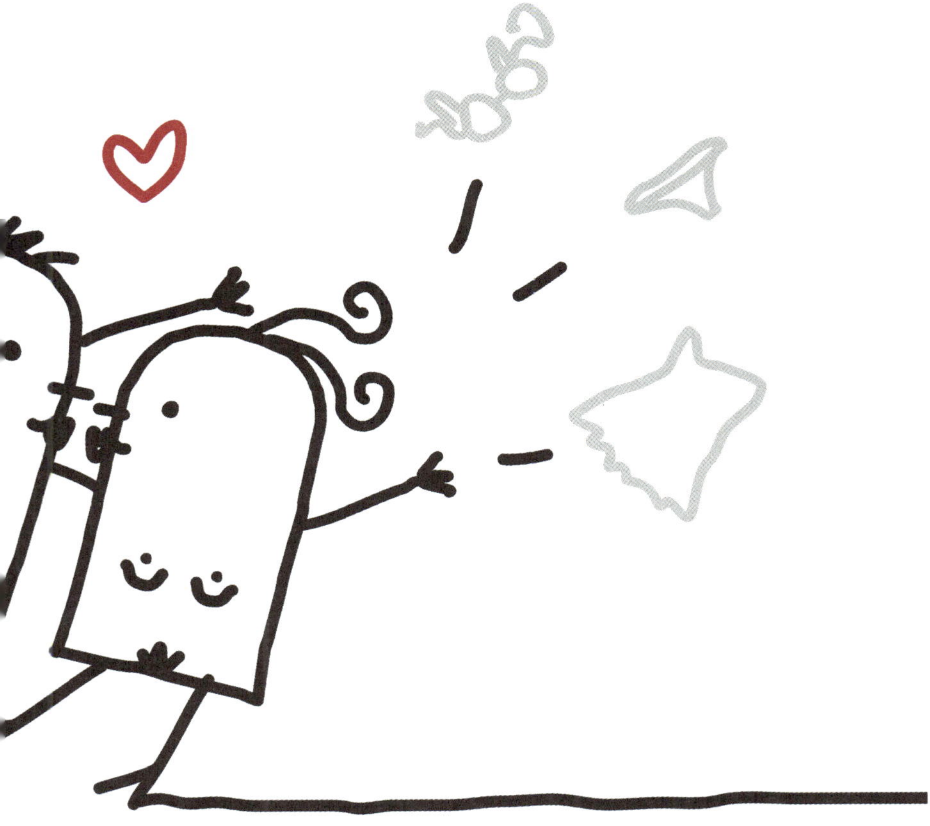

ORGASMUS GESTALTEN UND GENIESSEN

Zwölf Anregungen für einen erhebenden Höhepunkt

Jetzt geht es um Ihre Sexualorgane, Ihre Vulva, Ihre Klitoris, Ihre Vagina, Ihren Busen, Ihren Körper – und um Ihren Orgasmus. Ich will Sie nicht anleiten, sondern vielmehr eine Einladung aussprechen: Sensibilisieren Sie Ihren Körper und sorgen Sie zum Beispiel durch Berührungen für mehr Möglichkeiten des Lustgewinns.

Auch wenn Sie Ihren Körper gut kennen – vermutlich funktioniert Ihre Lust auf Sex nicht immer nach denselben Regeln. Das ist bei vielen Frauen so. Je nach Erregungsquelle und Anziehungsmuster, Stimmung und Stresslevel, Phantasie und Körperempfinden, Beziehungssituation und erotischer Kompetenz, Glaubenssätzen und Erwartungen usw. usf. kann unser Körper ganz unterschiedlich reagieren.

Wagen Sie den Versuch, Ihre aktuelle Sexualität ehrlich zu erforschen und zu erfassen. Im ersten Schritt machen Sie dies ausschließlich, um Ihre eigenen Gestaltungsspielräume zu finden. Wenn Sie mögen, können Sie diese auch gerne mit jemand anderem teilen und entwickeln.

ANREGUNG 1
Ins sexuelle Spüren kommen

Da die Lust auf Sex – im Gegensatz zum Essen oder Trinken – nicht überlebensnotwendig ist, passiert es immer wieder, dass Menschen sogar völlig darauf vergessen, wenn nichts und niemand sie daran erinnert.

Sexuelle Bedürfnisse können in Vergessenheit geraten, sie können aber auch wieder aktiviert werden. Selbst wenn es vielleicht eine willentliche Entscheidung, ein bisschen Ausdauer und Übung braucht – es ist möglich: Sie können sich jederzeit dafür entscheiden, Ihrer Lust wieder mehr Aufmerksamkeit zu schenken. Seien Sie auf Ihrem Weg am besten liebevoll, motivierend und geduldig mit sich selbst (lustvolle Genussmomente kann man natürlich auch in anderen Bereichen sammeln – und so wieder ins Spüren kommen).

Nehmen Sie Ihre eigenen Geschlechtsorgane während des Alltags wahr? Wobei dürfen sie präsent sein? Männer greifen ihren Penis im Laufe des Tages automatisch immer wieder an. Frauen haben da keinen so selbstverständlichen Zugang, sie müssen sich nicht zwingend an der Klitoris oder Scheide berühren.

Können Sie jetzt im Augenblick ganz bewusst in Ihr Geschlechtsorgan hineinspüren? Wie gelingt Ihnen das? Es geht in diesem Augenblick nur um Ihre Gedanken und nicht um eine tatsächliche Berührung. Wie fühlen Sie sich, wenn es gelingt? Ist es ein intimer Moment, den Sie lieber mit sich alleine genießen möchten, auch wenn es im Außen niemand wahrnimmt? Oder finden Sie es besonders spannend, tagsüber jederzeit daran denken zu können?

Anregung für die Tage ab heute: Finden Sie ein Ritual, bei dem Sie Ihren Fokus bewusst auf Ihre Geschlechtsorgane legen. Integrieren

Sie auch wieder die aufmerksame Wahrnehmung Ihrer Lustzentren. Registrieren Sie, ob Sie vielleicht Wärme spüren möchten, ob Sie gedanklich mit der Durchblutung spielen, ob Sie zum Beispiel ein paarmal bewusst in Ihre Klitoris hineinatmen wollen. Ihrer Phantasie sind auch hier keine Grenzen gesetzt. Vielleicht können Sie diese kleine Verschiebung Ihrer Aufmerksamkeit mit einer Handlung verknüpfen (etwa dem morgendlichen Anziehen, der Prozedur des Händewaschens, dem abendlichen „Gemütlichmachen“ auf dem Sofa etc.). Auf diese Art und Weise haben Sie gute Chancen, dass das Ritual ein ganz selbstverständlicher Bestandteil Ihres Alltags wird.

ANREGUNG 2
Wie schaffen Sie Atmosphäre für Sinnlichkeit?

Es gibt Stimmungen, die wir besonders lieben. Finden Sie heraus, welche Atmosphäre angenehm für Sie ist – und nützen Sie diese Erkenntnis. In welchem Licht fühlen Sie sich selbst erotisch besonders wohl? Welche Musik mögen Sie? Welche Raumtemperatur? Was gehört noch dazu, damit alles stimmig ist? Ein bestimmter Platz? Welche Düfte erotisieren Sie? Wie gelingt es Ihnen leichter, sich zu entspannen? Gibt es Gespräche, die Ihnen einheizen? Was können Sie sonst zur richtigen Stimmung beitragen?

ANREGUNG 3
Wie steht es aktuell um Ihre Sexualität mit sich selbst?

Haben Sie Sexualität mit sich selbst? Masturbieren Sie? Wenn nicht, überspringen Sie diesen Teil einfach.

Welche Stimmung schaffen Sie, wenn Sie masturbieren? Was tun Sie, wenn Sie masturbieren? Liegen, stehen oder sitzen Sie? Wie beginnen Sie? Welche Körperteile beziehen Sie mit ein? Treten Sie mit einem bestimmten Körperteil bewusst im Kontakt? Welche Bewegungen machen Sie? Wie stimulieren Sie Ihre Klitoris? Mit einigen Fingern? Mit der ganzen Hand? Mit welcher? In welchem Rhythmus und mit welchem Druck berühren Sie sich? Wo genau (siehe Skizze Seite 51)? Welche Empfindungen haben Sie an Ihrer Vulva oder am Scheideneingang? Verändern sich Ihre Bewegungen mit steigernder Erregung? Welche Muskeln oder Muskelgruppen spannen Sie an? Den Bauch? Die Oberschenkel? Den Po? Den Beckenboden, den Anus?

Haben Sie Ihre Scheide, mit oder ohne Spiegel, schon einmal selbst erforscht? Was empfinden Sie in Ihrer Vagina, wo genau tun Sie dies? Haben Sie Ihre G-Zone entdeckt? Stimulieren Sie Ihre Vagina? Wie?

Wie verändert sich Ihre Atmung bei der Erregung? Halten Sie die Luft eher an oder atmen Sie besonders tief? Tönen Sie? Haben Sie Phantasien dazu? Welche? Würden Sie diese auch aussprechen? Haben Sie bestimmte Hilfsmittel, auf die Sie zurückgreifen können? Was ist sonst noch wichtig für Sie?

Erkenne ich meine besonderen Lustkomponenten im Spiel mit mir selbst?

ANREGUNG 4
Wie spielt sich Sexualität mit Ihrem Partner aktuell ab?

Haben Sie einen Partner, mit dem Sie Sexualität genießen? Wenn nicht, können Sie mithilfe dieser Fragen Ihre bisherige Sexualität ein bisschen erforschen. Sie können diesen Teil aber auch überspringen.

Wie beginnt die Sexualität zwischen Ihnen beiden meistens? Schaffen Sie gerne bestimmte Stimmungen mit Licht und Musik? Gibt es Rituale? Situationen, in denen Sie relativ zuverlässig Sexualität miteinander genießen? Oder findet Sexualität immer unterschiedlich statt? Wer verführt wen? Gibt es überhaupt Verführung? Wie baut sich eine erotische Stimmung zwischen Ihnen auf? Wie beginnt Ihr Vorspiel? Mit den ersten Berührungen oder schon längere Zeit davor? Durch Worte, gemeinsame Unternehmungen, mit einem morgendlichen tiefen Blick in die Augen – voller Vorfreude?

Was passiert bei Ihrem Vorspiel? Welche Sinne werden angesprochen? Wie lange dauert es? Wie sieht das Ziel aus? Wo und wie berührt Sie Ihr Partner? Haben Sie Oralverkehr? Wie und wo mögen Sie diese Berührungen am liebsten? Wie berühren und verwöhnen Sie Ihren Partner? Was erregt Sie dabei besonders? Wo sind Sie mit Ihrer Aufmerksamkeit, bei sich selbst oder bei Ihrem Partner?

Was passiert beim Koitus? Haben Sie Lust, seinen Penis zu empfangen? Wie spüren Sie ihn in Ihrer Vagina? Wo? Welche Stellungen mögen Sie lieber als andere? Was bereitet Ihnen besonderes Vergnügen? Wo ist Ihre Wahrnehmung beim Geschlechtsverkehr, sind Sie ganz in Ihrem Körper und auf Ihre eigene Erregung konzentriert? Oder auf seine? Genießen Sie Analverkehr oder lieber nicht? Wie wachen Sie miteinander auf? Gibt es morgens sexuelle Annäherung? Durch eine Umarmung, streicheln, liebkosen, vielleicht lecken oder blasen?

Bei welchem „Teil“ des Liebesspiels und wie spüren Sie, dass sich Ihre Erregung steigert? Wie verändert sich Ihre Muskelspannung kurz vor einem Orgasmus? Sprechen Sie miteinander? Oder hören Sie die Erregung des anderen durch Atmung und Töne? Haben Sie Phantasien, die Sie einsetzen? Teilen Sie diese? Haben Sie Hilfsmittel, die Sie beide gerne verwenden? Was ist sonst noch wichtig für Sie?

Welche Berührungen und Spiele mag ich besonders, was alles bringt mich in Erregung?

ANREGUNG 5
Den Beckenboden erspüren und integrieren

Die Beckenbodenmuskulatur umschließt Ihre Vagina, Ihre Harnröhre, Ihren Enddarm und Ihren Anus. Diese sehr komplexe Muskulatur umfasst also auch Körperteile, die beim Sex eine essenzielle Rolle spielen. Bei Erregung erhöht sich die Anspannung der Beckenbodenmuskulatur automatisch.

Ganz wichtig ist, dass Sie nicht nur die Aktivierung, sondern auch die Entspannung des Beckenbodens gezielt üben. Sowohl bei einer zu geringen Spannung wie auch bei einer ständig zu hohen kann es zu einem gewissen „Nicht-Spüren" in der Vagina kommen. Es geht also hier keinesfalls um ein „Auftrainieren", sondern darum, ein gutes Gefühl zu entwickeln. Ein heißer Tipp: „Üben" Sie keinesfalls während Ihres sexuellen Vergnügens. Wenn Sie im „Trockentraining" ein gutes Gefühl entwickeln, kann der Beckenboden dann ganz von selbst mitarbeiten.

Beckenboden-Trockentraining

Sie kennen bestimmt die Anregung, während des Wasserlassens den Harnstrahl zu unterbrechen – das ist insofern keine gute Idee, als die Blase dadurch irritierende Signale bekommt und möglicherweise verlernt, entspannt zu entleeren. Besser ist es, Sie leeren erst Ihre Blase komplett und üben danach.

Aktivieren Sie bei den folgenden Übungen die Muskeln jeweils beim Einatmen und lassen Sie beim Ausatmen wieder locker. Machen Sie zu Beginn jeweils fünf Durchgänge und steigern Sie dann nach Lust und Laune auf zehn (zu Beginn können Sie die Hände auf die entsprechenden Körperstellen legen, um die vielleicht anfangs ganz zarten oder fast nur erahnten Muskelaktivierungen zu unterstützen).

- Legen Sie sich auf den Rücken, winkeln Sie die Beine an, sodass Ihre Knie zur Decke zeigen und die Füße parallel und hüftbreit auf dem Boden stehen. Legen Sie eine Hand unter Ihr Steißbein, die andere auf Ihr Charmebein und stellen Sie sich vor, Sie ziehen diese beiden Punkte innen zueinander, die Bauchmuskulatur sollte nicht mitarbeiten. Halten Sie kurz die Spannung – und entspannen Sie dann.

- Setzen Sie sich auf einen festen Stuhl und spüren Sie Ihre Sitzhöcker. Ziehen Sie die Sitzhöcker zueinander, halten Sie kurz die Spannung und lassen Sie dann locker. Po- und Beinmuskulatur sollten nicht mitarbeiten.

- Bleiben Sie auf dem festen Stuhl sitzen und stellen Sie sich vor, dass Ihr Beckenboden mit dem Lift Richtung Nabel hinauffährt. Mit dem Einatmen fahren Sie in den ersten Stock, dort halten Sie fürs Ausatmen an, beim nächsten Einatmen fahren Sie in den zweiten Stock, halten dann erneut, atmen aus und fahren mit einem neuen Atemzug schließlich weiter in den dritten Stock, wo Sie anhalten, ausatmen und umkehren – über den zweiten und ersten Stock gelangen Sie wieder ins Erdgeschoß, wo Sie ganz bewusst ankommen. Dort können Sie entspannen – zum Beispiel, indem Sie sich vorstellen, wie ein Steinchen ins Wasser fällt und Sie die Kreise betrachten, die sich immer mehr ausbreiten.

ANREGUNG 6
Das Becken möchte bewegt werden – die Beckenschaukel

Jede Körperwahrnehmung folgt den vier „Grundzutaten": Tonus (Muskelaktivität), Rhythmus, Atmung und Bewegungsraum. Sie alle können Ihre Erregung deutlich beeinflussen. Das klingt jetzt vielleicht sehr technisch, wir werden uns der Thematik aber Stück für Stück und lustvoll nähern.

Die einfache Beckenschaukel im Liegen

Legen Sie sich auf den Rücken, auf eine feste Unterlage, winkeln Sie die Beine an, sodass die Knie zur Decke zeigen. Um die Übung besser zu spüren, können Sie zu Beginn gerne Ihre flache Hand in jenen kleinen Hohlraum am unteren Rücken schieben, der sich bei vielen ergibt. Drücken Sie beim Ausatmen den Rücken – und mit ihm Ihre Hand – zu Boden. Beim Einatmen wölben Sie Ihren Bauch Richtung Decke, sodass sich das Hohlkreuz wieder öffnet. Dadurch ergibt sich eine kleine Kippbewegung im Becken – die sogenannte Beckenschaukel. Optimal wäre es, wenn Ihre Muskeln an Beinen, Bauch und Po entspannt blieben. Sie können das gut durch das Auflegen einer Hand überprüfen. Die Muskelbewegung sollte aus dem Becken kommen, die Schultern bleiben entspannt auf der Unterlage liegen. Wenn Sie mögen, können Sie Ihre Hände auch auf die Beckenknochen legen und spüren, wie Ihr Becken ganz fein einmal in Richtung Nabel und einmal in Richtung Anus kippt.

Nehmen Sie sich Zeit, üben Sie täglich ein paar Minuten in Ruhe. Die Atmung bewegt das Becken – das Becken bewegt die Atmung. Es geht nicht um große, sportliche Bewegungen, sondern um ein kleines, bewusstes Kippen.

Variante 1:
Die Übung kann auch im Sitzen – beinahe jederzeit – durchgeführt werden. Am besten spüren Sie erst einmal bewusst Ihre Sitzhöcker und schieben Ihre Hände unter die Pobacken, da gibt es jeweils einen festen Knochen zu spüren. Ok? Nehmen Sie die Hände wieder weg, weil es sonst schmerzhaft werden kann, und rollen Sie auf Ihren Sitzhöckern beim Einatmen nach vorne (Sie sitzen dann aufrechter) und mit der Ausatmung in einen runden Rücken nach hinten. Auch hier achten Sie bitte darauf, dass die Muskulatur an Bauch, Oberschenkel und Po möglichst entspannt bleibt.

Variante 2:
Üben Sie im Vierfüßlerstand – die Hände stützen Sie unter Ihren Schultergelenken ab, die Knie sind hüftbreit am Boden. Mit dem Ausatmen gehen Sie in einen Katzenbuckel, ziehen den Nabel zur Wirbelsäule, mit dem Einatmen machen Sie die Gegenbewegung und gehen in Richtung Hohlkreuz. Versuchen Sie auch hier ganz langsam, immer mehr aus dem Becken heraus zu trainieren, mit der Atmung zu gehen, sodass alle anderen Muskelgruppen möglichst entspannt sind.

ANREGUNG 7
Die doppelte Schaukel

Bei dieser Übung ergänzen wir die Beckenschaukel (Anregung 6). Nehmen Sie die Erweiterung gerne Stück für Stück und dann dazu, wenn es für Sie passt, lassen Sie sich von Ihrem Körper führen. Sollten Sie beispielsweise lieber sitzen als liegen: Das Training kann in jeder Variante durchgeführt werden.

Sie liegen auf dem Rücken und machen die Beckenschaukel. Nun sind Sie eingeladen, in Ihre Wirbelsäule hineinzuspüren – vom unteren Ende bis hinauf zum Kopf. Atmen Sie, kippen Sie das Becken.

Die Bewegung setzt sich entlang der Wirbelsäule bis nach oben fort. Bemerken Sie, dass sich Ihr Kopf automatisch mitbewegen möchte? Falls nicht, lassen Sie möglichst alle Anspannungen los. Zur Unterstützung können Sie ein paarmal mit dem Einatmen die Schultern bewusst ganz weit zu den Ohren hinaufziehen, also die Anspannung intensivieren, und beim Ausatmen wieder fallen lassen. Bewegen Sie, wenn Sie einatmen, Ihr Kinn ein wenig in Richtung Decke, und wenn Sie ausatmen näher zum Brustbein. Wenn Ihr Kopf ganz locker die kleine Bewegung mitmacht, legen Sie Ihre Aufmerksamkeit auf Ihre Schultern, die nun wieder ganz entspannt sind.

Zu Beginn können Sie gerne „überzeichnen", um später in einer fließenden, entspannten Bewegung die doppelte Schaukel zu entwickeln. Heben Sie beim Einatmen nicht nur Ihre Bauchdecke, sondern auch Ihren Brustkorb in Richtung Decke und lassen Sie die Schultern weiter in Richtung Unterlage fallen. Wölben Sie beim Ausatmen Ihre Schultern nach vorne, sodass Ihr Rücken runder wird und Ihr Kinn in Richtung Brustbein sinkt.

Durch kleine geführte Bewegungen des Beckens und des Oberkörpers sowie mithilfe der Atmung bringen Sie sich in eine genussvolle, ganzheitliche Wahrnehmung. Dieses ganz natürliche, fließende „Bewegt-Sein" wird beim Sex oft ganz von selbst eingesetzt, Sie können es aber auch bewusst und spielerisch einsetzen und dadurch Ihr Empfinden intensivieren.

ANREGUNG 8
Mit Tönen Vibrationen erzeugen

Die Körperbewegungen der doppelten Beckenschaukel können Sie durch ein hörbares Ausatmen weiter intensivieren. Töne bringen Vibrationen in den Körper und das verstärkt die sinnliche Wahrnehmung. Kein Wunder, dass manche Menschen beim Sex stöhnen (wobei hier selten bewusst gesteuert wird). Üben Sie einmal sozusagen im „Trockentraining“ – probieren Sie aus, was es mit Ihrem Körper macht, wenn Sie Ihre Stimme „dazunehmen“.

ANREGUNG 9
Unterschiedliche Wege zu großer Erregung

Sie sind eingeladen, für sich zu erforschen, welche Wege Sie derzeit beschreiten und – falls Sie inspiriert werden – neue zu probieren bzw. zu entwickeln. Durch die regelmäßige Übung der Beckenschaukel bzw. der doppelten Schaukel kann Ihr Körper seine Möglichkeiten auf spielerische Art und Weise erweitern. Gerade auch bei der Erregung, die zum Orgasmus führt, tickt jede Frau, jeder Mensch anders. Das Konzept von Sexocorporel (siehe Quellen) unterscheidet folgende Haupt-Erregungsmodi, die hier stark vereinfacht dargestellt werden (es gibt immer auch Mischformen).

- **Archaischer Modus: Hier entsteht Erregung durch Druck** bzw. muskuläre Anspannung. Je höher der Druck (manchmal kann es ein Polster zwischen den Schenkeln oder das feste Zusammenpressen der Oberschenkel sein), bzw. je intensiver der Druck des Pressens, umso rascher kommt es zur orgastischen Entladung. Phantasien und Vorstellungen sind hier nicht wichtig.

- **Mechanischer Modus: Hier entsteht Erregung durch Rhythmus**, also eher mechanisch. Die sexuelle Erregung kann dabei gestaltet und gesteigert werden, um so den „Point of no Return“ zu erreichen, also jenen Punkt, an dem man klar auf eine orgastische Entladung zusteuert. Durch die muskuläre Anspannung kann der vaginale Innenraum schwerer wahrgenommen werden.

- **Ondulierender Modus: Hier findet Erregung im ganzen Körper statt** – es gibt einen stark ausgeprägten Zugang zur sexuellen Lust, der ganze Körper ist erregt und bewegt sich fließend, es kommt zu einem intensiven erotischen Genuss und emotionaler Intensität. Oft bündelt sich die Erregung nicht in den Geschlechtsorganen, sodass Geschlechtsverkehr zwar lustvoll erlebt wird, es aber nicht einfach zu einem Orgasmus kommt.

- **Der wellenförmige Modus sorgt für einen guten Zugang und für Gestaltungsmöglichkeiten sexueller Erregung und sexueller Lust** über körperliche Gestaltung mit der Beckenschaukel, bzw. der doppelten Schaukel. Sexuelle Erregung kann gut in einen Orgasmus kanalisiert werden, lustvolles Erleben und Gestalten von vaginalem Geschlechtsverkehr ist möglich. Eine vertiefte Wahrnehmung der sexuellen Erregung und die begleitenden emotionalen Empfindungen eröffnen ein weites Spektrum räumlicher Bewegungsgestaltung.

Die Erregungsmodi können wir erforschen, damit spielen und so auch unsere eigenen Möglichkeiten wahrnehmen, ausdehnen, verändern und entwickeln.

ANREGUNG 10
Absichtsloses Körperspielen mit sich selbst

Mithilfe der folgenden Fragen können Sie Ihre ganz persönliche körperliche Selbstwahrnehmung „untersuchen“. Wie bewegen Sie sich gerne? Zum Beispiel, wenn Sie gerade aufwachen: Welchen Körperteil nehmen Sie zuerst wahr? Mit welchem Ihrer fünf Sinne tun Sie das? Wie viel Zeit geben Sie sich beim Aufwachen für das Spüren des eigenen Körpers? Strecken Sie sich erst einmal ausgiebig, wohlig? Gähnen Sie dazu? Kugeln Sie sich ganz zusammen? Wann machen Sie sich ganz lang? Umarmen Sie sich manchmal selbst? Mögen Sie es, massiert zu werden? In warmes Wasser zu tauchen? Einen warmen, feuchten Schwamm auf Ihre Vulva zu legen? Wie nehmen Sie Ihren Körper wahr, wenn Sie sich abends in Ihr Bett legen? Sind Sie nackt? Frisch geduscht? Was haben Sie an?

Beobachten Sie einmal kleine Kinder, wenn Sie eine Frau sind, kleine Mädchen. Wie unbefangen die Berührung des Körpers noch sein kann: Wie lange wird da mit den Zehen gespielt, der eigene Nabel untersucht, der Körper bemalt, wie ausgiebig werden die Haare gebürstet. Man verkleidet sich und probiert Rollen aus, kugelt beherzt herum, ganz egal, wie man dabei aussieht. Können Sie sich hier etwas „abschauen"?

Gehen Sie manchmal auf Zehenspitzen oder – im vertrauten Umfeld – rückwärts? Tanzen Sie zu Hause? Als erwachsene Frau, die sich selbst erotisieren möchte, können Sie bewusst mit Ihrem ganzen Körper spielen, ihn liebkosen, neu bewegen, herausfordern – ganz wie es Ihnen gefällt. Gönnen Sie sich ein sanftes Spielen mit Ihrem eigenen Körper – spüren Sie hinein, was tut Ihnen gut? Wie berühren Sie Ihren Körper gerne? Mit den Fingerkuppen? Den Handflächen? Den Fingernägeln? Wie streicheln Sie? Mit welcher Geschwindigkeit? Mit welchem Druck? Welche Materialien spüren Sie gerne auf Ihrer Haut? Worin sehen Sie Ihren Körper gerne? Wie sehen Sie ihn nackt? Bei welchem Licht? Haben Sie ein Bild von sich selbst beim Liebesspiel, beim Orgasmus? Woran würde man von außen erkennen, dass Sie erregt sind?

Selbstverständlich können Sie Spielvarianten mit Ihrem Partner probieren und genießen.

ANREGUNG 11
Bewusste Intimpflege

Zum Abschluss dieser Thematik möchte ich Ihnen drei kleine persönliche Anregungen mit auf den Weg geben:

1. Spüren Sie immer wieder in Ihre Geschlechtsorgane hinein und integrieren Sie dieses Empfinden bewusst in Ihr tägliches Körperbewusstsein.

2. Spannen Sie Ihren Beckenboden immer wieder einmal an und machen Sie die Beckenschaukel: Durch diese Aktivierung erhöhen Sie Ihre Körperspannung, Ihr Gang wird geschmeidiger und sinnlicher.

3. Gönnen Sie sich regelmäßig kleine intime Ölmassagen. Dafür eignen sich die unterschiedlichsten Öle, zum Beispiel ein Mandel- oder Lavendelöl. Im Fachhandel finden Sie eine breite Auswahl in guter Qualität – oft auch fertige Ölmischungen, zum Beispiel für Schwangere. Durch Ölungen schenken Sie einerseits Ihren Geschlechtsorganen liebevolle Aufmerksamkeit. Je größer Ihr Wohlgefühl ist, umso selbstverständlicher kann Ihr Zugang zu Empfindungen und Berührungen werden. Andererseits unterstützen Sie Ihre Schleimhäute dabei, elastisch und geschmeidig zu bleiben. Welcher Auslöser auch immer, ob die Wechseljahre oder andere Hormonschwankungen bzw. das Alter eine Rolle spielen, es kann immer wieder zu Trockenheit kommen, durch regelmäßige Massagen mit Öl können Sie diese oft mildern oder sogar verhindern. Erwärmtes Öl kann das Wohlgefühl noch steigern. Bitte achten Sie auf saubere Hände (die Berührung mit scharfen Gewürzen davor kann ungewollte Reaktionen hervorrufen.) Wenn Sie mehr Öl nehmen möchten, legen Sie ein Handtuch unter, wenn Sie

diese Anregung mit Masturbation oder einem Liebesspiel verbinden möchten, können Sie zusätzlich für anregende Stimmung, Licht, Musik etc. sorgen.

ANREGUNG 12
Inspirierende Hilfsmittel

Es gibt unzählige inspirierende Hilfsmittel – von Spielzeugen wie zum Beispiel Vibratoren bis hin zu mehr oder weniger anspruchsvoller erotischer Literatur bzw. Filmen, die Ihre Phantasie anregen können. Vielleicht konnten Sie mit den Vorschlägen im Kapitel „Von der Lustlosigkeit zur sinnlichen Wahrnehmung", Seite 128, herausfinden, welche Ihrer Sinne Sie persönlich besonders unterstützen. Nützen Sie Düfte, angenehme Materialien, optische Eindrücke und akustische Reize oder aphrodisierende Kräuter, wie zum Beispiel Damiana, die Sie in guten Drogerien oder in der Apotheke erwerben können.

VERFÜHRUNG, INSZENIERUNG, PHANTASIE

Elf Anregungen für Singles und Paare (und eine Extra-Anregung)

Lust und gute Sexualität sind auch Dinge der Entscheidung, des Dranbleibens, der Gestaltung und Kreativität, also oft kein zufälliges oder immer wieder und von selbst eintretendes Spontanereignis. Ob Männer oder Frauen, für beide Geschlechter gilt: Sexualität ist ein Zusammenspiel körperlicher, mentaler, psychischer und sozialer Komponenten. Beide Geschlechter wollen sich lebendig fühlen, Erregung spüren, Hochgefühle erleben, positiv überrascht werden, beide wollen begehrt werden, Nähe empfinden, Berührungen austauschen, Geborgenheit und Gänsehaut genießen.

Bei der Sexualität in einer Liebesbeziehung geht es nicht nur um den körperlichen Austausch, sondern auch um andere Arten von Nähe, um emotionale, geistige, spirituelle, hingebungsvolle Nähe – was auch immer für Sie wichtig ist, es geht um ein ganzheitliches Liebesspiel. Wenn Sexualität rein körperlich bleibt, wird sie mit der Zeit oft langweilig. Es gibt Wege, die weiter führen können, sodass auch Ihr sexuelles Liebesspiel intensiver und erfüllter wird.

Single-Frauen, die gerne wieder in eine Beziehung kommen möchten, können sich hier gerne inspirieren lassen. Integrieren Sie das in Ihr Leben, was gerade leicht gelingt und Ihnen Freude macht.

**„Lebe das,
was du anziehen möchtest."**
Veit Lindau

Je liebevoller ich mich um mich selbst kümmere und je bewusster ich mich wahrnehme, umso freier fühle ich mich im Umgang mit anderen Menschen. Ich spüre mich besser, wenn ich auf mich achte – und das macht attraktiv.

„Menschen gelten, abseits äußerer Modeerscheinungen, als attraktiv, wenn sie sich selbst und ihren Körper gerne mögen. Das ist im Auftreten ein Stück spürbar und anziehend!"
Bettina Weidinger, ISP

Viele Menschen glauben immer noch, dass Lust ein von selbst stattfindendes Ereignis ist, das sich zwischen zwei Menschen irgendwann leider weniger und oft auch gar nicht mehr wiederholt. Und viele scheinen auch gemäß diesem Glaubenssatz zu leben: Geht die Lust, sucht man sich jemand Neuen und fängt mit ihm wieder von vorne an. Wenn Sie dieses Buch bis hierher gelesen haben, wissen Sie bereits mehr: Durch den einen oder anderen Tipp haben Sie vielleicht erkannt, wie vielfältig die Möglichkeiten zur Gestaltung Ihrer Sexualität sind. Hier finden Sie weitere und vor allem ganz konkrete Anregungen, die Lust machen.

Den Blickwinkel gestalten

Für alle Menschen gilt: Je zufriedener, wohliger und sinnlicher (nicht nur sexuell!) sie mit sich sind, umso eher ziehen sie an, was sie möchten – so sagt das Gesetz der Anziehung. Gleich und gleich gesellt sich wohl gerne. Wenn Sie also, auch unbewusst, Bedürftigkeit ausstrahlen, haben Sie eine Sogwirkung auf andere bedürftige

Menschen. Ich kann aber auch diesem Satz etwas abgewinnen: Es ist immer alles da, wir wählen in jedem Augenblick, was wir sehen möchten.

Ein Beispiel aus meiner Praxis

Paar A kommt zur Beratung – streitend, aber ohne sich dabei eines Blickes zu würdigen. Das Gespräch findet ausschließlich über mich statt, beide Partner reden also nur indirekt miteinander. Natürlich hat jeder von ihnen das Gefühl, der andere höre ihm ohnehin nicht zu, was die belastete Stimmung zusätzlich verstärkt. Schon nach kurzer Zeit merke ich, dass beide von etwas ganz anderem sprechen: Ich stelle ein paar Fragen und recht rasch wird den beiden klar, dass sie aneinander vorbeireden und jeder nur seinen Frust abladen will.

Ein erster Blick wandert von ihm zu ihr. Sie bemerkt es und sieht ihn in weiterer Folge mehrmals für zumindest einen winzigen Augenblick an. Der Anfang ist gemacht, die negative Spannung beginnt sich langsam aufzulösen, die Blicke werden häufiger, die ersten direkten Worte gewechselt. Ich biete Kaffee an, um Luft und Bewegung in die Sache zu bringen.

In den weiteren Sitzungen wird es immer einfacher, das Gespräch fortzusetzen und dort anzuknüpfen, wo man stehengeblieben ist. Letztendlich gehen die beiden mit Anregungen für ein erotisches Miteinander und besten Ambitionen – Ihre Hände haben wieder zueinander gefunden, ihr Blick hat sich geweitet.

Dieses Beispiel zeigt: Wir können die Perspektive wechseln, wenngleich es manchmal ein bisschen dauert. Aber selbst in Streitsituationen ist viel mehr da, auf das wir uns gerade konzentrieren können, als nur „das Thema". In den seltensten Fällten will man den anderen verletzen, meist hängt man in destruktiven Schleifen des Unverständnisses bzw. der Missverständnisse und wird mit den eigenen Bedürfnissen kaum wahrgenommen.

Es gibt Möglichkeiten für neue Umgangsformen in Freiheit, Liebe und Offenheit. Indem ich mich in meiner Wahrheit zeige, gebe ich anderen Menschen die Chance, zu ihrer eigenen Wahrheit zu finden und zu stehen.

ANREGUNG 1
Was sehen Sie?

Sehen Sie nur noch den Partner, der quasi schon inventarisiert ist, der neben Ihnen im Alltag mehr oder weniger gut funktioniert? Vielleicht den Vater Ihrer Kinder? Den Mann, der zu wenig Zeit für Sie hat? Den Mann, der Sie bereits verletzt hat? Auch wenn das alles und viel mehr vielleicht zutrifft – mit großer Wahrscheinlichkeit stimmt es auch, dass Sie und Ihr Partner gerne gemeinsam mehr Nähe leben, mehr Angenehmes miteinander genießen wollen, mehr sinnliche Mann-Frau-Beziehung. Alle Potenziale sind da, welche fördern Sie?

Manchmal ist es nicht einfach, aus emotionalen Situationen auszusteigen. Wir sind aber in der Lage, bewusst stopp zu sagen, bevor wir zu viel Porzellan zerschlagen und können Freiräume gewinnen, die uns wieder gestalten lassen. Es ist tatsächlich so, dass wir mit unseren Gedanken Dinge „bauen“, von denen wird dann glauben, sie seien real. Also, was wollen Sie sehen?

Irgendwann einmal haben Sie sich für diesen einen Menschen entschieden, mit großer Wahrscheinlichkeit war da eine spürbare körperliche Anziehung – bei vielen Beziehungsanbahnungen spielt Sexualität eine wichtige Rolle. Wie war es damals? Der erste Kuss?

Können Sie sich erinnern? Wie hat sich eine körperliche Spannung zwischen Ihnen aufgebaut, wann wussten Sie, dass Sie mehr wollen? Wie war es, den anderen das erste Mal nackt zu sehen oder zu spüren? Miteinander Sex zu haben? Hat es gleich geklappt oder haben Sie sich erst einmal angenähert? Erinnern Sie sich lieber an andere, spätere Situationen, die sexuell besonders erregend waren?

Selbst wenn schon viel Zeit vergangen ist seit damals: Sie können in dieser Sekunde die Entscheidung treffen, Ihren Mann oder Ihre Frau wieder als sinnliches, lustvolles Wesen wahrzunehmen. Schauen Sie hin – was gefällt Ihnen heute?

ANREGUNG 2
Nützen Sie den „Rosenthal-Effekt" (siehe Seite 85)

Eine Klientin, nennen wir sie Susanne, ist seit über 20 Jahren verheiratet, sie hat zwei pubertierende Kinder. Bei unserem ersten Gespräch erzählt sie mir, dass sie seit längerem keine Lust auf Sex verspüre – weder mit ihrem Mann, noch mit sich selbst oder mit jemand anderem. Ihr Mann sei „lästig", er zeige immer wieder, dass er sie möchte, was sie ungemein störe. Mittlerweile gehe das seit über einem Jahr so. Susanne will jetzt nach den Ursachen ihrer Lustlosigkeit forschen. Im Laufe unserer Sitzungen wird immer klarer, dass Sie sich quasi „nichts mehr erwartet" und sich in ihrem älter gewordenen Körpers sehr unsicher fühlt: Sie sei nicht mehr schön genug und könne deswegen auch sexuell nicht mehr als attraktiv wahrgenommen werden. Durch diese Sichtweise wertet sie auch ihren Partner.

Eines Tages erzählt Susanne, ihr sei der Kragen geplatzt und sie habe zu ihrem Mann gesagt, dass er sich doch bitte eine andere suchen und sie in Ruhe lassen solle. Sie wirkt erleichtert, aber auch etwas unsicher.

Nach einigen Wochen kommt sie wieder zu mir, sie wirkt energiegeladen, aufgewacht, ihre Ausstrahlung ist eine vollkommen andere. Voller Aufregung erzählt Susanne, was passiert sei: Ihr Mann habe ihre Aussage doch tatsächlich ernst genommen, wie könne er nur? Es gäbe nun tatsächlich eine Frau, die ihn attraktiv fände und ihn – noch – näher kennen lernen wolle. Man sei sich via Tinder begegnet, habe sich bereits einmal getroffen, geflirtet, geküsst, aber keinen Sex gehabt. Der kluge Mann hatte allerdings mit offenen Karten gespielt und Susanne ganz konkret gefragt, ob sie wirklich wolle, dass er mit dieser anderen Frau Sexualität lebe. Zack – da war Susanne im Augenblick klar geworden: Sie will mit ihrem Mann leben, es ist ihr nicht egal, wie es ihm geht. Ihr Mann ist ein lebendiges sexuelles Wesen – es gibt eine andere Frau, die ihn sexuell begehrt. Das hat ihr die Augen geöffnet.

Für Susanne und Andreas hat es einen alles verändernden Aha-Moment gegeben, Streit, Wut, Tränen, offene Worte und ein klares Bekenntnis von Andreas zu Susanne, ihrem Körper, ihrem gesamten Wesen. Im Laufe des Abends waren sich die beiden nach langer Zeit erstmals auch wieder sexuell nähergekommen – ganz so, wie es für Susanne, aber auch Andreas gut war.

Die Angst vor Lust, Hingabe und Unattraktivität hat nun keinen Platz mehr in Susannes Leben. Sie strahlt, fühlt sich lebendig und wie frisch verliebt – und versteht gar nicht mehr, warum sie keine Lust gehabt hat. Sie ist unendlich glücklich darüber, dass Andreas nicht aufgegeben hat, und will lernen, in Zukunft ihre Lust und Erregung aktiv zu gestalten. Auch dieser unbekannten Frau ist sie von Herzen dankbar – dafür, dass sie ihr wieder vor Augen geführt hat, wie begehrenswert ihr Mann ist.

Ein kleiner Forschungsauftrag: Was finden Sie heute an Ihrem Partner attraktiv? Was wäre, wenn jemand anderer Ihnen vor Augen führen würde, wie begehrenswert Ihr Partner ist? Was würde passieren, wenn Sie auf Ihren Partner zugehen und ihm ganz konkret sagen, was Ihnen gefällt, was Sie mögen?

ANREGUNG 3
Anregungen zur Verführung

Wir leben in einer Zeit, in der Verführung neu definiert wird – die Grenze zum Übergriff ist schmal. Was macht den Unterschied? Die Achtsamkeit? Ob man angefasst wird oder nicht? Ist auch die Attraktivität des Mannes dafür entscheidend, wie frau wertet? Provokant gefragt: Dürfte uns jemand wie George Clooney ungefragt umarmen, während wir einen Typen, der uns nicht gefällt, in derselben Situation als übergriffig wahrnehmen würden?

Wie darf Verführung heute noch stattfinden, wie ein Flirt? Tauschen wir uns untereinander aus, damit wir selbst klarer werden. Liebe Frauen, gestalten wir die „Verführung neu" aktiv mit! Denn verführt werden, wollen wir doch immer wieder.

Verführen und verführen lassen

Es gibt Menschen, die werden lieber verführt, und es gibt Menschen, die verführen lieber. Manchmal gibt es Paare, bei denen beide warten, dass der andere aktiv wird. Das ist schade, reden Sie darüber!

Wie auch immer es bei Ihnen ist, warten Sie nicht, **leben Sie los**!

Überprüfen Sie die Bilder, die Sie zum Thema „Verführung" im Kopf haben. Haben sie etwas mit Ihrem Aussehen zu tun? Mit einer bestimmten Atmosphäre? Mit Ihrer Aufmerksamkeit? Mit Berührungen? Mit Gesten oder Worten? Mit Ihrer Einstellung? Einer bestimmten Inszenierung? Womit könnte Verführung noch zu tun haben?

- Wie haben Sie schon erfolgreich verführt? Würden Sie das gerne wiederholen bzw. wie möchten Sie heute verführen? Wie zeigen Sie Ihrem Partner, dass Sie Lust haben?

- Woran merken Sie, dass Sie verführt werden? Was macht Ihr Partner? Bemerken Sie, wenn Sie von jemandem angeflirtet werden? Wann sagen Sie stopp, wann gehen Sie darauf ein?

- Wenn Sie in einer Beziehung sind: Sprechen Sie das Thema „Verführung" ruhig auch an, tauschen Sie sich aus. Wer bemerkt was wann – ist das für Sie beide stets klar? Es kommt immer wieder vor, dass wir zu wissen glauben, wie der andere tickt – und nehmen doch unterschiedlich wahr. Bleiben Sie immer wertschätzend, positiv, lösungsorientiert und sprechen Sie von sich: Ich würde mir wünschen ..., ich bemerke, dass ...

ANREGUNG 4
Juhu, es wird etwas Besonderes – eine erste Inszenierung

„Wenn mehr Menschen ihre Sexualität wie ein Geburtstagsfest inszenieren würden, gäbe es viel mehr davon!"

Bettina Weidinger, ISP

Im Grunde ist auch jeder Geburtstag nur ein ganz normaler Tag. Das Besondere geschieht, weil Sie es zu etwas Besonderem machen: Sie überlegen sich genau, was passieren soll und wer daran beteiligt ist, was getan und gegessen wird, wohin Sie gehen, was Sie verschenken oder sich wünschen.

Wie wäre es, wenn Sie einen der kommenden Abende, ein Wochenende oder einfach Ihre nächste Verabredung etwas anders angehen?

Wenn Sie etwas vorbereiten – auch gemeinsam mit Ihrem Partner (dann können Sie sich beide darauf freuen!)?

ANREGUNG 5
In die eigene Welt einladen – eine zweite Inszenierung

Vereinbaren Sie Dates miteinander – so geben Sie Ihnen als Paar, in Ihrer Rolle als Frau und Mann, bewusst Zeit und Raum. Bei diesen Dates geht es nicht darum, sich zum Sex zu verabreden, sondern Nähe entstehen zu lassen, ganz authentisch da zu sein. Genießen Sie wirkliche Zweisamkeit, ohne Ablenkungen. Selbst wenn es kleine Kinder gibt: Zwei Verabredungen pro Monat sind in ganz vielen Fällen machbar. Durch Nähe kommt oft die Lust auf mehr – vor allem dann, wenn es sein kann, dass Sex passiert, aber nicht sein muss.

Einerseits geht es hier um die Etablierung eines Rituals, das damit verbundene Wissen und die Klarheit, dass es diese, nur für Sie beide bestimmten Zeitinseln gibt. Andererseits möchte ich Sie hier anregen, nicht automatisch immer dasselbe zu tun. Besonders inspirierend und lebendig können diese Verabredungen sein, wenn Sie sich abwechselnd, ohne dabei groß „aufzurechnen", gegenseitig zu etwas einladen. Ihrer Phantasie sind keine Grenzen gesetzt, planen Sie eine kleine Radtour mit Picknick oder einen Ausflug, ein nettes Abendessen oder den Besuch eines Konzertes, einen Spaziergang im Wald, einen Besuch in der Therme etc. Geben Sie Ihrem Partner, wenn er Überraschungen liebt, nur den Dresscode bekannt …

Machen Sie zwei Regeln zur Grundlage Ihrer Inszenierung

1. Überlegen Sie nicht, was der Wunsch des anderen sein könnte. Finden Sie etwas, das Ihnen gerade wichtig oder angenehm ist

(außer Sie wissen, dass Ihr Partner davon ganz und gar nicht begeistert wäre).

2. Falls ein Date aus einem wichtigen Grund nicht eingehalten werden kann, sind Sie als Einladender dafür verantwortlich, diese Tatsache so rechtzeitig wie möglich klar auszusprechen und einen neuen Zeitpunkt für die Verabredung zu finden.

ANREGUNG 6
So tun als ob – eine dritte Inszenierung

Verabreden Sie sich mit Ihrem Partner so, als ob Sie sich gerade für ein erstes Date treffen wollen. Das klingt – und ist – zwar konstruiert, macht aber etwas mit Ihnen beiden. Wie die Erfahrungen mit unterschiedlichen Paaren gezeigt haben, erhöht diese Vorgehensweise die Spannung und bringt einen frischen Kick. Aber Achtung: So tun als ob kann gewinnbringend sein, wenn Sie etwas mehr Lebendigkeit in Ihre Beziehung bringen möchten – es funktioniert aber relativ sicher nicht gut, wenn Sie gerade in einem echten Konflikt stecken!

Wie das geht?

Treffen Sie sich bei Ihrem Rendezvous am besten an einem Ort, den Sie nicht kennen, also keinesfalls in Ihrem Stammlokal. Tun Sie so, als ob Sie einander noch nie gesehen haben, also quasi ein Blinddate miteinander haben. Gehen Sie nicht gemeinsam von zu Hause los, treffen Sie sich erst am vorgesehenen Ort. Vielleicht nach der Arbeit? Können Sie es zumindest eine Stunde durchhalten, so zu tun, als würden Sie sich gerade erst kennen lernen? Sie werden erleben, dass Sie einander mit einem völlig anderen Bewusstsein begegnen. Wann haben Sie Ihren Partner zuletzt gefragt, wie seine Arbeit aussieht und ob er

Freude daran hat? Ob er nette Kollegen hat? Welchen Hobbys er nachgeht? Welche Musik er gerne hört, wo er am liebsten seinen Urlaub verbringen würde? Was er sich für sein Leben erträumt oder was er sich von einer Beziehung wünscht? Ob er sexuelle Phantasien hat, die er gerne mal erzählen oder leben möchte? Optimal endet der Abend mit der Frage: „Zu dir oder zu mir?" Und mit einer heißen Nummer?

Ein Paar beschreibt mir sein Date in einer Bar. Man hat vereinbart, dass er sie dort einfach „anquatschen" wird. Sie ist wenige Minuten vor ihm da, ein paar Männer öffnen gerade eine Flasche Prosecco, um Geburtstag zu feiern, und laden sie ein. Als er wenig später die Bar betritt, steht sie mitten in einer Gruppe fremder Männer – so als ob sie dort ganz selbstverständlich dazugehören würde. Er ist unruhig und sieht vorerst kaum eine Chance, auf sich aufmerksam zu machen. Die beiden haben Augenkontakt – wollen das Spiel aber weiterspielen. Auf dem Weg zur Toilette lässt sie ihren Schal „zufällig" beim Tisch ihres Mannes von der Schulter gleiten – und gibt ihm sozusagen einen Grund, sie „anzusprechen". Sie hat das Flirten in der Männerrunde sehr genossen und fand es sehr witzig, wie nervös er geworden war. Beim folgenden Anbahnungsgespräch legt er sich voll ins Zeug, er hat mit eigenen Augen gesehen, dass seine Frau auch anderen gefällt. Sie halten das Spiel durch, genießen die wilde Schmuserei im Taxi und landen zu Hause – natürlich – im Bett.

ANREGUNG 7
Was Sie besser bleiben lassen, wenn Sie die Lust im Moment fördern wollen

Ja, manchmal frisst uns der Alltag fast auf und die Probleme scheinen uns über den Kopf zu wachsen. Vermeiden Sie beispielsweise, sich mit den folgenden Themen und Dingen auseinanderzusetzen – sie sind in diesem Fall nicht „förderlich", wenn man in einen entspannten und lustvollen Zustand kommen will.

- Weltnachrichten mit Katastrophen ansehen
- länger über Probleme reden
- über Wehwehchen oder Krankheiten intensiv reden
- schnell noch die Social-Media-Kanäle checken
- sich selbst vor dem Spiegel noch sehr kritisch betrachten

Führen Sie die Liste bitte individuell weiter …

Wenn Sie über Ihren Sex mit Ihrem Partner reden möchten und dabei möglicherweise auch heiklere Dinge klar ansprechen wollen – tun Sie dies vorzugsweise nicht im Bett, sondern in einer unverfänglichen Atmosphäre. Ich empfehle hier gerne gemeinsame Spaziergänge. Sie sind dabei angezogen, es kann jetzt gar keinen Sex geben und durch Bewegung in der Natur können wir Emotionen oft leichter „hinnehmen".

ANREGUNG 8
Noch einmal Dates – diesmal geht es klar um Sex

Verabreden Sie sich mit Ihrem Partner ganz klar für zwei Sexdates. Optimal liegt nicht viel Zeit zwischen den Verabredungen, sie sollten jedoch nicht unmittelbar hintereinander stattfinden. Jeder von Ihnen beiden steht bei einem Date im Mittelpunkt der Aufmerksamkeit. Wenn es Ihr Date ist, dann sind Sie eingeladen, sich verwöhnen zu lassen und ganz klar auch Ihrem Partner mitzuteilen, was Sie sich wünschen. Sie sollten sich also nicht einfach hinlegen und ihn machen lassen. Versuchen Sie, bewusst zu nehmen, oder, wenn Sie mögen, auch zu führen. Kommunizieren Sie Ihre Wünsche – durch Worte, Gesten, das Leiten seiner Hand oder seines Kopfes zwischen Ihren Schenkeln. Wie auch immer, zeigen Sie, was Sie haben wollen, probieren Sie ruhig auch etwas Neues aus. Und sei es, Hingabe zu genießen, sich fallen zu lassen, weil es nun ausschließlich um Sie geht. Erforschen Sie genussvoll Ihre eigene Erregbarkeit und – ganz wichtig – lassen Sie sie erforschen. Es darf natürlich ein gemeinsames Spiel daraus werden, wenn es für Sie beide passt.

ANREGUNG 9
Drehbuch für den schlechtesten Sex

Auch jetzt ist wieder Ihre Phantasie gefragt (aber auch Ihr Feingefühl!). Schreiben Sie gemeinsam ein Drehbuch für den schlechtesten Sex, den Sie sich vorstellen können. Wählen Sie Ihre Worte achtsam, werden Sie nicht persönlich, sondern bleiben Sie – so seltsam es in diesem Zusammenhang klingen mag – sachlich. Und sprechen Sie in der dritten Person von sich, damit wird die Sache abstrakter.

Zum Beispiel: Schlechter Sex wäre es, wenn er seinen Penis einfach hineinsteckt und innerhalb kurzer Zeit kommt, ohne auf die Lust der Partnerin zu achten. Falls Sie das mit Ihrem Partner bereits erlebt haben, sagen Sie keinesfalls: So wie du das schon gemacht hast. Durch ein gemeinsames, manchmal vielleicht lustiges Überzeichnen kann man gut heraushören, was Sie oder Ihr Partner gar nicht mögen. Und man kann nachfragen: Wenn es aber so wäre, wie wäre das für dich?

Auch diese Anregung greifen Sie am besten bei einem Spaziergang auf – in einer Situation, in der Sie sich optimalerweise beide bewegen und es relativ sicher nicht zu Sex kommen kann.

ANREGUNG 10
Drehbuch für sensationell guten Sex

Diesmal schreiben Sie gemeinsam ein Drehbuch für außergewöhnlich guten Sex: Was macht er? Was macht sie? Gehen Sie zum Beispiel so vor: Jeder spricht oder schreibt einen bis drei Sätze, dann ist der andere dran. Falls Sie im Alltag Zeitfenster und Lust haben, können Sie auch per WhatsApp kommunizieren und einander so richtig einheizen für den Abend. Wenn Sie Ihr Drehbuch während des Vorspiels in Angriff nehmen, können Sie den Worten gleich Taten folgen lassen.

ANREGUNG 11
Eine erregende Atmosphäre schaffen

Ihr Partner ist nicht für Ihre Lust verantwortlich, er möchte sie aber sicherlich dabei begleiten und unterstützen, Ihre Lust voll auszukosten. Sie sind beide – auch gemeinsam – eingeladen, eine besondere Atmosphäre zu schaffen, durch Licht, Musik, aber auch durch Düfte oder diverse andere „Hilfsmittel", die Ihnen guttun, sei es das Bett aus Rosenblättern, die Vanillesauce, die Sie einander von den Brustwarzen lecken oder das Tuch, mit dem Sie einander die Augen verbinden. Probieren Sie …

Extra-Anregung für junge Eltern

Finden Sie bewusst Zeiträume, in denen Sie nicht in Ihrer Mama- und Paparolle sind, sondern wieder in ihre Rolle als Frau und Mann schlüpfen können. Auf dieser Ebene ist ein anregender und sinnlicher Austausch bzw. eine Annäherung als erotische, sexuelle Wesen möglich. Optimalerweise wissen Sie, dass diese Zeiträume regelmäßig für Sie da sind und nicht jedes Mal neu „erkämpft" werden müssen. Wie können Sie diese „Paar-Inseln" organisieren und wer kann Sie unterstützen? Mit welchen anderen Eltern können Sie sich bzw. die Kinder austauschen, welche Großeltern, Freunde, Tanten oder Onkel können Sie fragen, wo wissen Sie Ihre Kinder in guten Händen?

Quellen

Bragagna, Elia, und Prohaska, Rainer: Weiblich, sinnlich, lustvoll: Sexualität erfüllt leben
de Botton, Alain: Wie man richtig an Sex denkt: Kleine Philosophie der Lebenskunst
Kabat-Zinn, Jon: Im Alltag Ruhe finden
Konrad, Sandra: Das beherrschte Geschlecht: Warum sie will, was er will
Nagoski, Emily: Komm, wie du willst: Das neue Frauen-Sex-Buch
Perel, Ester – Ted Talks: The secret to desire in a long term relationship
Rosa, Hartmut: Resonanz
Tomasello, Michael: Eine Naturgeschichte der menschlichen Moral

Das Konzept Sexocorporel geht auf Prof. Jean-Yves Desjardins/ Montreal (1931-2011) zurück und wird zum Beispiel im Institut für Sexualpädagogik in Wien gelehrt.

Danksagung

Zu guter Letzt möchte ich danke sagen – den Lehrerinnen und Lehrern, die mich auf meinem zweiten Bildungsweg begleitet haben:

Wolfgang Kostenwein und Bettina Weidinger vom Institut für Sexualpädagogik und den vielfältigen Wissensvermittlern aus unterschiedlichen Fachbereichen,

Dr. Elia Bragagna, Dr. Daniela Dörfler, Esther Schütz, um nur einige herauszugreifen, die mich zur Klinischen Sexologin nach dem Konzept von Sexocorporel ausgebildet und mich dadurch gut auf meinen Weg gebracht haben,

Dr. Gundl Kutschera und dem Team vom Institut Kutschera, deren umfassende und weitreichende Ausbildungen zum Resonanz-Coach, Resonanz-Master, Dipl. LSB, Systemischen Coach bzw. zur Mediatorin ich genießen durfte,

Veit und Andrea Lindau mit ihrem Human Trust, deren Fortbildungen ich laufend persönlich oder online nütze und in meine Arbeit integriere,

Martin Leitner, meinem MBSR-Lehrer (www.martinleitner.at).

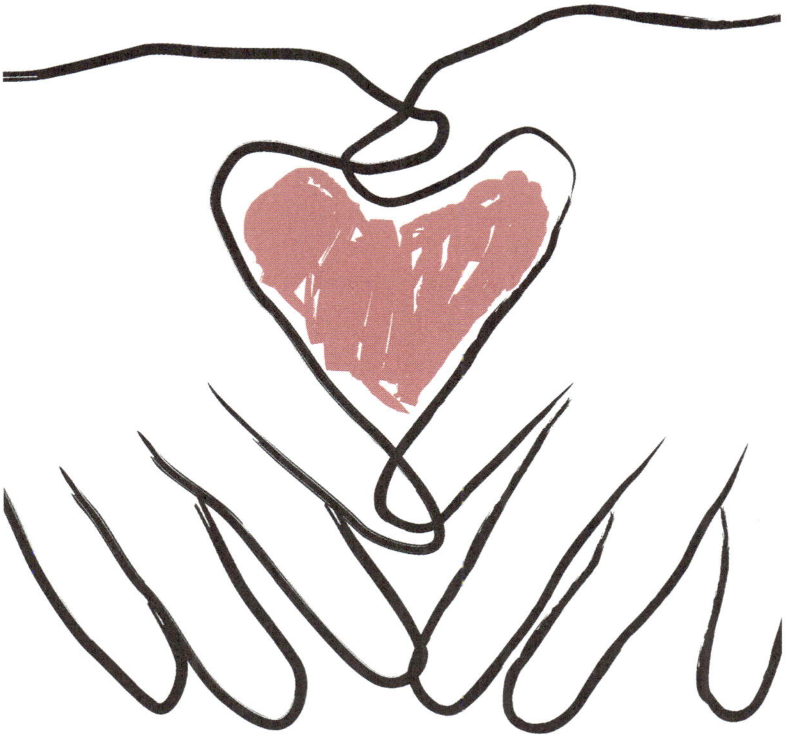

Michael Weger

Die Heilkraft der Gefühle –
Der Weg zu Gesundheit und Lebensfreude

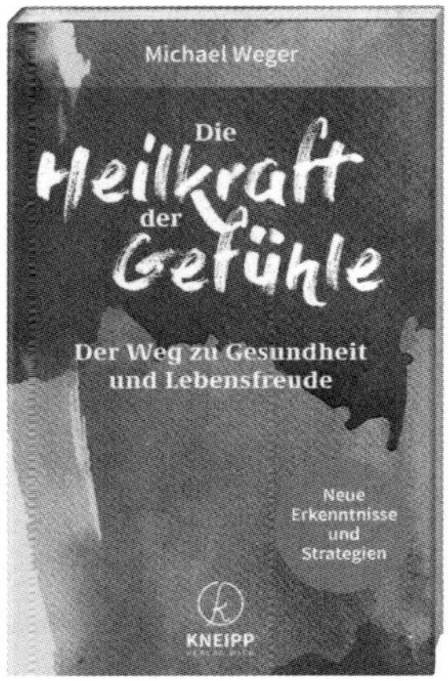

ISBN 978-3-7088-0732-4
EUR 18,00

Gute Gefühle sind die beste Medizin …

… aus unserer körpereigenen Apotheke: Keine Ernährung, kein Sport und kein Medikament können vorbeugend mehr für die Gesundheit leisten. Das Beste daran: Wir können diese uns treibende Kraft des Lebens ganz bewusst für unsere Gesundheit und unser Wohlbefinden nutzen.

Der bekannte Emotionstrainer Michael Weger zeigt, wie wir dank neuer Erkenntnisse und Strategien in nur drei Wochen mit Kontemplation, Phantasie und Kreativität einen neuen Gefühlshaushalt aufbauen.

Der vorliegende Buchinhalt beruht auf gründlicher Recherche der Autorin. Die Inhalte dienen ausschließlich der neutralen Information und allgemeinen Weiterbildung. Der Text erhebt weder Anspruch auf Vollständigkeit, noch können Aktualität und Ausgewogenheit der dargebotenen Informationen garantiert werden. Konsultieren Sie bei gesundheitlichen Beschwerden immer einen Arzt Ihres Vertrauens! Autorin und Verlag übernehmen keine Haftung für Unannehmlichkeiten oder etwaige Schäden, die sich aus der Anwendung der hier dargestellten Informationen ergeben.